医学病例集系列丛书

GUKE
BINGLI JINGXUAN

骨科
病例精选

主编　张有龙　夏大添　刘　伟
　　　许建立　严　晨　万玉清

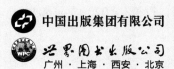

中国出版集团有限公司

世界图书出版公司
广州·上海·西安·北京

图书在版编目（CIP）数据

骨科病例精选 / 张有龙等主编. -- 广州：世界图书
出版广东有限公司，2024. 12. -- ISBN 978-7-5232-
1910-2

Ⅰ. R68

中国国家版本馆CIP数据核字第2025SM0230号

书　　名	骨科病例精选	
	GUKE BINGLI JINGXUAN	
主　　编	张有龙　夏大添　刘　伟　许建立　严　晨　万玉清	
责任编辑	刘　旭　曾跃香	
责任技编	刘上锦	
装帧设计	米非米	
出版发行	世界图书出版有限公司　世界图书出版广东有限公司	
地　　址	广州市海珠区新港西路大江冲25号	
邮　　编	510300	
电　　话	（020）84460408	
网　　址	http://www.gdst.com.cn	
邮　　箱	wpc_gdst@163.com	
经　　销	新华书店	
印　　刷	广州小明数码印刷有限公司	
开　　本	787 mm × 1 092 mm　1/16	
印　　张	14	
字　　数	508千字	
版　　次	2024年12月第1版　2024年12月第1次印刷	
国际书号	ISBN 978-7-5232-1910-2	
定　　价	148.00元	

前 言
Foreword

    骨科学既是一门专业性很强的经典学科，又是一门与其他学科有许多交叉且领域广泛的学科。随着现代医学的迅猛发展，骨科领域的诊断与治疗也发生了巨大的变化，骨科学发展日新月异，基础理论研究日益深入，临床治疗的新方法层出不穷，新材料、新器械也屡见不鲜，临床医师必须不断学习新知识才能对疾病作出准确的判断。为了适应这种发展，我们特组织编写了本书，希望本书能够起到抛砖引玉的作用，使各位读者能从中受益。

    本书以科学性、先进性和临床实用性为原则，涉及常见病、多发病，兼顾疑难病、复杂病等相关病例，均为临床实际工作中遇到、接诊、治疗的病例，以病例介绍、诊疗经过、知识拓展、讨论分析对每一个病例作了详细的记录。本书立足临床实践，内容全面、翔实，重点突出，力求深入浅出，方便阅读，是一部实用性很强的医学著作，能够为骨科医护人员的临床工作提供参考。

    尽管在本书编写过程中，编者作出了巨大的努力，对稿件进行了多次认真的修改，但由于编写经验不足，加之篇幅受限，书中若存在不足之处，敬请广大读者提出宝贵意见及修改建议。

编 者

目 录
Contents

第三章　脊柱损伤病例精选 / 095

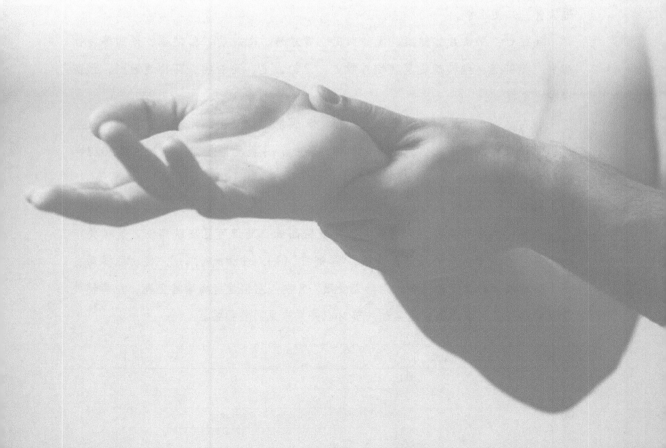

第一章

上肢损伤病例精选

病例 ❶ 左肩锁关节脱位

一、病例简介

患者，女，50岁，农民，2023年10月10日入院。

主诉：外伤后左肩部肿胀、疼痛伴活动受限1h。

现病史：患者诉1h前骑电动车时与另一电动车相撞，伤及左肩部，随即出现左肩部肿胀、疼痛并活动受限，当时无昏迷，无恶心呕吐，无胸闷不适，急来医院诊疗，行X线检查提示：左肩锁关节脱位，患者为求进一步治疗，门诊遂以"左肩锁关节脱位"为诊断收入院。目前患者神志清，精神可，生命体征平稳，未进饮食，二便正常。

既往史：平素身体健康，无高血压、糖尿病、心脏病、脑梗塞、肾病等慢性病史，无肝炎、结核病史及密切接触史，无输血史，无食物、药物过敏史，预防接种史不详。

个人史：生于原籍，无外地久居史，无吸烟、饮酒史，无毒物、粉尘、放射性物质接触史，无冶游史，无重大精神创伤史。月经周期规律，末次月经2022年5月28日，顺产2子。

家族史：否认家族史。

检查：左肩部稍肿胀，肩锁关节处皮肤高耸，局部可见皮肤擦伤，肩锁关节处压痛，肩关节主动外展活动受限，"琴键征"（+），杜加氏征（−），桡动脉搏动良好，肢端末梢感觉正常，各指活动无受限。X线：左锁骨肩峰端略上翘，左肩锁关节较对侧关节间隙增宽；左盂肱关节对应关系未见明显异常。

诊断 左肩锁关节脱位。

二、诊疗经过

手术名称：关节镜下探查清理+肩锁关节脱位复位固定术。

手术经过：患者入手术室后，麻醉师、巡护护士共同确认患者姓名、ID号、手术部位、方式等无误。麻醉成功后，患者取沙滩椅位，术区常规消毒后铺单、贴护皮膜。取常规左肩关节后侧、肩峰前外下入路，切口长约0.5cm，探查关节内，关节软骨未见明显磨损，滑膜少量增生，肩袖间隙无萎缩，肱二头肌长头腱止点完整，表面颜色无发红，冈上肌下表面未见撕裂，肩胛下肌完整，清理部分滑膜、松解肩袖间隙，显露肩胛下肌前方的喙突，清理至喙突根部，插入前叉定位器，在距肩锁关节近端3cm处切口（约1.5cm）定位锁骨上表面的中央，打入骨道，见位置满意，置入带祥钢板，复位肩锁关节，收紧锁扣带伴钢板，C臂透视见复位良好，打结固定。肩关节腔内注射氨甲环酸止血，纱布包扎，患肢肩关节保持外展30°、前屈45°，支架外固定。手术顺利，麻醉安全，术中出血约10mL，输液1500mL，生命体征平稳，术后安返病房。

三、知识拓展

肩锁关节脱位并非少见，可有局部疼痛、肿胀及压痛，伤肢外展或上举均较困难，前屈和后伸运动亦受限，局部疼痛加剧，检查时肩锁关节处可摸到一个凹陷，即肩锁关节松动。手法复位后制动较为困难，因而手术率较高。此脱位均有外伤史。肩锁关节是上肢运动的支点，在肩胛带功能和动力学上占有重要位置，是上肢外展、上举不可缺少的关节之一，同时参与肩关节的前屈和后伸运动。根据伤力及韧带断裂程度，Zlotsky等将肩锁关节脱位分为三级或三型。Ⅰ型：肩锁关节处有少许韧带、关节囊纤维撕裂，关节稳定，疼痛轻微，X线片示正常，但后期可能在锁骨外侧端有骨膜钙化阴影。Ⅱ型：肩锁关节囊、肩锁韧带有撕裂，喙锁韧带无损伤，锁骨外端翘起，呈半脱位状态，按压有浮动感，可有前后移动。

X线片示锁骨外端高于肩峰。Ⅲ型：肩锁韧带、喙锁韧带同时撕裂，引起肩锁关节明显脱位。X线片示锁骨外端向上移位，肩锁关节半脱位，其向上移位轻及肿胀不明显，诊断较困难，有时需同时向下牵引两上肢拍摄两侧肩锁关节的X线片，或让患者取站位，两手提重物拍摄两肩锁关节的正位X线片对比检查，方可明确诊断。

四、讨论分析

肩锁关节包括肩峰内侧、锁骨肩峰端两大部分，为微动及滑膜关节，活动度20°左右，而其附近韧带组织（稳定结构）含有3部分：①关节囊及附近加厚部分形成的肩锁韧带，其在肩锁关节横直向稳定性维持上有重要作用；②喙突韧带，即喙突到锁骨的锥状韧带及斜方韧带，主要用于锁骨外端竖直向稳定性维持，同时对锁骨前移、锁骨外侧端活动有一定的控制作用；③三角肌及斜方肌附着部位的腱性组织，主要功能在于预防肩胛骨后移。有研究发现肩锁关节稳定的关键部位在于喙锁韧带，认为肩锁关节脱位治疗的重点在于复位修补喙锁韧带。锁骨钩钢板被认为是肩锁关节脱位手术治疗的首选手段，具有操作简单、内固定稳定、术后功能锻炼开始早等特点，且锁骨钩钢板固定允许肩锁关节微动。但该手术方式远期易引发肩关节活动度丢失、脱钩等并发症，分析其原因可能包括：利用杠杆原理复位肩锁关节，术后易出现不同程度疼痛症状，影响患者早期锻炼依从性；钢板折弯不当、钩板位置偏离等均可能导致肩峰撞击发生，影响患者外展活动度。带袢钢板近年来在临床上治疗肩锁关节脱位中应用较多，带袢钢板将锁骨、喙突连接，与喙锁韧带相当，完全符合正常的解剖生理要求，除了良好复位肩锁关节外，还保留锁骨旋转功能及微动，操作便捷、复位满意度高且无须二次手术取内固定。同时成分是聚对苯二甲酸乙二醇酯，强度、刚度比人体韧带高，能承受较大拉力，固定稳定性强，可避免出现断裂现象。

病例 ❷　左锁骨骨折

一、病例简介

患者，女，55岁，职工，2023年9月28日入院。

主诉：左肩疼痛伴活动受限1d。

现病史：患者于1d前骑摩托车不慎摔伤，左肩部着地，患者当时自觉左肩部疼痛伴活动受限，就诊于外院，行X线检查示左锁骨骨折，行左上肢支具外固定，建议手术治疗，患者为求进一步治疗，以"左锁骨骨折"收入院。

既往史：既往身体健康，否认高血压病史，否认糖尿病史，否认冠心病史，否认肝炎病史，否认结核病史，否认其他病史。预防接种史不详。

个人史：生于原籍，无外地久居史，无冶游史，无重大精神创伤史。

家族史：否认家族史。

检查：左上肢支具外固定，打开支具可见右肩部肿胀，无皮肤破损，局部压痛及叩击痛（+），可闻及骨擦音，有骨擦感，左肘、腕关节及各手指活动可，末梢血运、感觉可。锁骨前后位X线检查示锁骨移位、粉碎性骨折（Allman分型Ⅰ型，Craig分型ⅠB型）。CT三维重建示左锁骨骨折（Allman分型Ⅰ型，Craig分型Ⅰ型）。

> 诊断　左锁骨骨折。

二、诊疗经过

全身麻醉，沿锁骨前上缘做"S"形切口。麻醉后，患者取平卧位，左肩垫高，术区常规消毒铺单，沿锁骨前上缘做"S"形切口长约8cm，依次切开皮肤、皮下至骨质，可见骨折呈斜行分离移位，清理断端血肿，使用复位钳复位后用一6孔长度锁金位钳将骨折端复位，并临时固定，C臂下透视骨折复位满意后，放置锁骨解剖接骨板，螺钉固定，再次C臂下透视见骨折对位、对线良好，内固定物的位置及螺钉长度适中。冲洗，电刀充分止血，留置负压引流，逐层缝合，敷料包扎。

三、知识拓展

锁骨骨折是最常见的骨折类型之一。锁骨骨折的发病率较高，约占所有骨折的2.6%，占所有肩部骨折的35%。锁骨骨折的发病率与年龄和性别有显著相关性，其表现为发病率随年龄增长而逐渐降低，男性发病率（68%）显著高于女性（32%）。

锁骨不同部位骨折的发病率有显著差别，锁骨中1/3骨折占76%，锁骨外端骨折占21%，锁骨内端骨折仅占约3%。需注意的是，锁骨内1/3对深层的臂丛神经、锁骨下静脉、腋静脉、肺尖部等重要器官起到保护作用，该部位骨折可合并臂丛神经损伤等严重并发症。

典型的成人和青少年锁骨骨折由中或高能量的暴力直接损伤所致，如高处坠落、机动车事故、运动伤或肩部的直接暴力打击等；儿童或老人锁骨骨折多发生于低能量创伤。致伤原因分析表明，起因于摔倒时肩部直接着地后的碰撞致锁骨骨折者约占87%，肩部直接打击导致者占7%，而手外展着地所产生的间接暴力导致者仅占6%，这说明锁骨骨折最常见的损伤机制就是肩部的直接暴力。

四、讨论分析

近年来得益于骨折生物学理论和内固定器械、手术操作的不断发展，锁骨骨折可选择多种能获得较为稳定的手术内固定方法，减少了手术的不愈合和畸形愈合的发生率。各种方法均有其优缺点，锁骨骨折具有较独特外形，其骨折部位不一样，因此，特点多样，只有在充分认识各种手术及内固定方法优缺点的基础上，结合病例锁骨骨折的特点来选择最佳的手术内固定方法，才能达到理想的治疗效果。一般认为以下情况适宜于手术治疗：①非手术治疗不能改善的严重移位骨折或非手术治疗预后不佳者；②合并有神经血管损伤者；③粉碎性骨折骨块间有软组织嵌压影响骨折愈合或骨不连者；④锁骨外侧段骨折合并有喙锁韧带断裂者；⑤开放型损伤或多发性骨折者；⑥患者伴有神经系统病变，不能长期制动者；⑦患者对预后美观、功能及制动时间有特殊要求者。

锁骨骨折治疗主要要解决的问题：防止成角旋转短缩等畸形愈合、不愈合，重新恢复其支架功能；尽量保护局部血运促其早期愈合；早期功能锻炼，防止创伤性肩关节炎的发生；愈合后美观等。传统的克氏针内固定虽可以发挥较好的固定作用，且操作简单、切口小，但不能很好地防止锁骨旋转移位，易造成滑脱，使骨折再移位，且克氏针针尾可引起一系列并发症。

普通钢板固定强度较克氏针明显增强，可抵抗上肢活动带来的各种应力，无髓内针的各种并发症，手术急性期过后活动患侧上肢不会引起局部疼痛。但相对骨膜剥离较多，对骨折处血供破坏较大，术后骨折愈合较慢，内固定的时间也相对较长。另外普通钢板可塑性较差，与骨面的吻合度不够，术后易产生内固定物的松动和断裂。锁骨骨折部位及钢板螺孔间距较宽，几乎只能用4孔钢板固定，固定强度因骨折两端螺钉数少而减弱，且只能用于中段骨折，对外侧段骨折不适用，因其外侧段较短，难以置入2枚螺钉固定。取内固定时需要同样切口，术后还要适当保护2~3个月以避免去钢板后再骨折。

重建钢板可根据锁骨不规则的外形进行钢板塑形，使钢板能紧贴界面并起张力带固定效应，可允许动力轴向加压，对抗弯曲应力和旋转力，达到可靠内固定的效果。它与骨质的弹性模量相近，组织相容性佳，抗疲劳、抗腐蚀能力更强，能有效地降低内固定应力遮挡效应。术后不需加用外固定，有利于创口愈合，功能锻炼时间早，改善局部血液供应，可促进骨折愈合，减少创伤性肩周炎的发生。

加压钢板固定强度为锁骨骨折内固定中最强者，但钢板较宽厚，难以塑形，一般只可作平面折弯，有限接触动力加压钢板在加压钢板的基础上发展而来，它比一般加压钢板更加符合生物力学原理，术中不剥离或少剥离骨膜较其他钢板影响骨折血运少，有利于骨折愈合，是较好钢板内固定。Chidambaram等曾对重建钢板、动力加压钢板、有限接触动力加压钢板治疗锁骨骨折的疗效进行比较，结果认为有限接触动力加压钢板预后最佳；而近期问世的锁定加压钢板是加压钢板的又一进展，有防止单根螺钉拔出的效果。

锁骨钩钢板是依照肩锁关节解剖特点设计的，体部与锁骨外侧形态相符，能与锁骨表面良好贴附，对肩关节活动影响小，钩部呈台阶状，可直接插入肩峰下，利用自身的强度和杠杆原理对抗胸锁乳突肌的牵引力量，符合局部解剖形态，固定坚强、可靠。钩钢板外侧是靠杠杆原理置于肩峰下，不影响肩锁关节的微动。故锁骨钩钢板在治疗邻近或涉及肩锁关节损伤的骨折中有其独特的优势，其并发症发生率明显低于克氏针及普通可塑钢板固定，效果较佳，可作为首选。Flinkkila 等曾通过与克氏针对比研究，结果锁骨钩钢板与克氏针愈合率差异无显著性，但前者并发症发生率明显要低于后者。故当今国内外许多学者认为可首选钩钢板用于合并肩锁关节损伤的锁骨外侧端不稳定骨折的内固定治疗。

克氏针加钢丝张力带内固定术比单纯克氏针内固定术更符合生物力学特性，既能较好克服径向和轴向的牵引力，又能产生通过骨折面的压应力，有利于骨折的愈合。该方法可用于克氏针内固定易松动断裂的不稳定性锁骨外端骨折，以及合并肩锁、胸锁关节脱位者。克氏针加张力带钢丝内固定锁骨骨折手术操作安全简单，易于掌握，手术损伤小，牢靠性较强，可早期进行康复锻炼，利于患肢的功能恢复。

经皮空心螺钉内固定具有髓内固定不剥离骨外膜，对骨折部血运损伤小等优点；而且切口小、操作简单，血管神经损伤的危险小；几乎整个螺钉都进入锁骨，不会有克氏针针尾引起的一系列并发症；松质骨螺钉带有部分螺纹可利用它对骨折端间进行适当的加压促进骨折的愈合；比克氏针具有较强抗折弯及旋转的能力；该法可以在闭合复位下进行内固定治疗也符合微创的原理。

病例 ❸　肱骨近端骨折

一、病例简介

患者，女，56岁，农民，2023年9月18日入院。

主诉：后肩部疼痛、活动受限1d。

现病史：患者于1d前骑车时被机动车撞倒，右上肢着地后肩部疼痛、活动受限，来医院急诊就诊。

既往史：平素身体状况健康，否认高血压病史，否认糖尿病史，否认冠心病史，否认肝炎病史，否认结核病史，否认其他病史。预防接种史不详。

个人史：生于原籍，无外地长期居住史。否认疫区、疫水接触史，否认毒物、粉尘、放射性物质接触史。无冶游史。否认烟酒嗜好。

家族史：家族中无类似病史及遗传病史。

检查：右肩关节肿胀，皮下淤血，肱骨近端压痛，肱骨轴向叩痛阳性，右肘关节可主动屈伸活动，右手各指感觉、活动良好，桡动脉搏动可触及，末梢血运良好。右肩关节正位X线：肱骨近端骨皮质不连续，可见低密度骨折线影。右肩关节CT三维重建（3D-CT）：肱骨近端粉碎性骨折，大小结节碎裂。

> 诊断　肱骨近端骨折（Neer分型：Ⅳ型）。

二、诊疗经过

患者入院后完善术前检查，无手术禁忌证，在全身麻醉下行骨折切开复位钢板内固定术。术中采用肩关节前侧入路，显露过程中注意保护头静脉；确认肱二头肌长头肌腱及大小结节位置；复位过程避免过度剥离损伤肩袖组织。钢板放置应位于肱二头肌长头外侧，避免损伤旋肱血管，影响肱骨头血供。

术后复查右侧肩关节X线显示：骨折复位满意、内固定位置良好。术后早期肩关节逐渐进行屈伸及旋转功能锻炼。术后电话随访，患者关节功能恢复良好。

三、知识拓展

肱骨近端是人的上肢和肩膀相连接的部位。该部位骨折是老年人最常见的骨质疏松性骨折之一，通常是老年人站立不稳，滑倒或绊倒时肩部着地受到撞击引起，约60%的肱骨近端骨折是轻微外力下室内摔倒所致。由于肱骨近端是人体肩关节的重要组成部分，因此骨折后最主要的表现就是肩部疼痛和不能活动。

受伤后由于骨折断端和周围的软组织会出血、渗出，因此，会出现一定程度的肿胀，刚骨折时肩关节肿胀和瘀青可能不严重，加上老年人痛觉不敏感，一部分人容易忽视，一两天后有的瘀青会蔓延到胸壁和肘关节的皮下，出现大片瘀青，这才引起患者的重视。少数情况下，骨折的同时还会合并肩关节脱位，肩关节下方会出现凹陷，甚至骨块压迫肩部的血管、神经，引起手指发冷、发麻，肩部肌肉无力等症状，如果不及时解除压迫，可能产生上肢麻木无力、肌肉神经缺血的后遗症。

长时间肩关节脱位很难通过手法复位，还会增加肱骨头坏死的概率。因此，受伤后若出现上述症状，应及时到医院就诊。

四、讨论分析

肱骨近端骨折十分复杂，有较高的治疗难度，临床认为，对于此病的治疗关键主要在于保障牢固的固定状态与恢复平整的关节面，切开复位术属于治疗此病首选方式，Y型钢板与双钢板属于该手术的常见内固定材料，为提高此病治疗效果，为患者选择有效的内固定物非常重要。

切开复位双钢板内固定治疗肱骨近端骨折更利于提高愈合率，促使骨折愈合。这主要是因为该手术中双钢板的置入可为骨折端提供稳定的支撑，有助于骨折端复位后处于正常生理解剖位置，且该钢板可对骨细胞分化、生长进行一定刺激，以此有效促使骨折愈合，缩短骨折愈合时间。

病例 ④ 右肩袖损伤

一、病例简介

患者，女，43岁，室内设计师，2023年9月5日入院。

主诉：摔伤致右肩关节肿痛活动受限1d。

现病史：患者缘于上午10点左右摔伤致右肩部疼痛、肿胀，伴右上肢上举活动受限，同时诉右侧颜面部、右眼肿胀疼痛，自诉当时无昏迷、意识障碍，无手指麻木，无胸闷气紧，无恶心、呕吐，伤后立即就诊，门诊行右肩MRI检查提示"考虑右侧肩袖损伤（冈上肌肌腱损伤），右肩锁关节损伤可能。右肩关节少量积液"，患者及家属要求住院进一步治疗，遂门诊拟"右侧肩袖损伤"收入院。目前患者一般情况可，无发热、咳嗽，精神良好，二便无异常。

既往史：平素身体状况一般，否认高血压病史，否认糖尿病史，否认冠心病史，否认肝炎病史，否认结核病史，否认其他病史。预防接种史不详。有"左锁骨骨折、剖宫产"手术史，有左肩部外伤史，否认输血史，否认食物或药物过敏史。

个人史：生于原籍，无外地长期居住史。否认疫区、疫水接触史，否认毒物、粉尘、放射性物质接触史。无冶游史。否认烟酒嗜好。既往月经周期规律，月经量中等，颜色正常。无血块、无痛经史。

家族史：家族中无类似病史及遗传病史。

检查：体温36.8℃，脉搏80次/分，呼吸18次/分，血压116/78mmHg。右侧眼眶周围淤血、肿胀、压痛；右侧颜面部肿胀；左锁骨区见陈旧性手术疤痕；右肩部肿胀，无畸形，右肩部肌肉无明显萎缩，右肩皮肤完整、无破溃，右肩峰处压痛（+），右肩皮肤感觉及皮温正常，右肩neer撞击征（-），Jobe试验（+），Hawkins征（+），Dugas征（-），恐惧试验（-），压腹试验（-），吹号征（-），落臂征（-），右上肢肌力及肌张力正常，右侧肢体末端血运及感觉良好，生理反射存在，病理反射未引出。数字X射线摄影（DR）检查意见：右侧肩锁关节间隙稍增宽，请结合临床及随诊，必要时加摄左肩对比排外脱位可能。右侧第2、5肋骨骨折。右侧锁骨近端，右侧第3、4肋骨骨折可能，建议结合CT三维检查。门诊核磁共振（MR）平扫［1.5T（含）以上］检查意见：考虑右侧肩袖损伤（冈上肌肌腱损伤），右肩锁关节损伤可能。右肩关节少量积液。X线见图1-1。

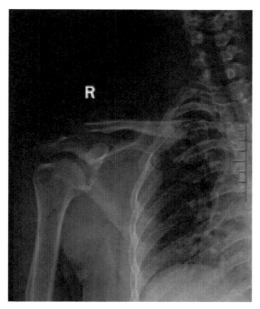

图1-1

诊断 ①肩袖损伤（右侧）；②肋骨骨折；③多处挫伤（眼部、颜面部）；④胸骨骨折；⑤胸腔积液；⑥右肩关节盂骨折。

二、诊疗经过

2023年9月5日手术：右肩关节镜探查清理+滑膜切除+肩关节松解+肩袖修补+骨性Bankart损伤固定+肩峰成形术（备切开）。

术后可能出现的并发症及处理办法：术中根据关节镜的检查结果由医生决定

具体的手术方案，必要时需改行切开手术；术中发生神经血管的意外损伤，出现相应的症状和体征；术中大出血可致休克，危及生命；术中或术后止血带及导尿管引起的并发症；术中或术后意外损伤，包括褥疮、灼伤，骨折和韧带损伤；术中器械断裂，未能及时处理，造成异物残留；术后各种感染、伤口延迟愈合；术后肢体肿胀、静脉炎、下肢静脉血栓；术后关节积液，灌洗液外渗引起关节周围肿胀；术后移植物和固定材料造成的反应；术中或术后发生难以预料的心脑血管，肺脏病变、脂肪栓塞、坠积性肺炎和肺部感染及泌尿系统感染；肺栓塞、应激性溃疡等；术后关节粘连，必要时需二期行相关手法松解或手术松解；术后移植物或固定材料松动、移位或断裂需要再次手术；术后症状复发或无明显好转，需要再次手术；术后因疾病本身进展或相邻部位疾病导致关节症状不缓解和功能受限，需要进一步检查和治疗；术后影像学检查不同于正常健康组织结构，骨骼显像改善不显著；术后因现代医学的局限性和每个患者的个体差异而发生难以预料的病症，造成不良后果；除上述情况以外，本医疗措施尚有可能发生的其他并发症或需要提醒患者及家属特别注意的其他事项，如：关节软骨损伤、游离体形成、关节软骨变性坏死、关节感染、关节僵硬、关节疼痛缓解不明显、韧带再断裂、后期出现关节弹响、卡压等；如果患有高血压、心脏病、糖尿病、肝肾功能不全、静脉血栓等疾病或者有吸烟史，以上这些风险可能会加大，或者在术中或术后出现相关的病情加重或心脑血管意外，甚至死亡；术后如果患肢体位不当或不遵医嘱，可能影响手术效果；具体修复结构及手术方式、内固定修复材料需依术中情况而定；患者多发肋骨骨折、胸骨骨折，术中、术后出现骨折移位、血气胸、呼吸衰竭、窒息等可能，严重时危及生命，转ICU治疗可能；患者后期反复右肩关节疼痛、关节粘连僵硬、内固定松动、肩袖再撕裂可能，需多次手术。

2023年9月7日：术后第1天，患者诉右肩关节术口疼痛，偶咳嗽、咳痰，无畏寒发热，无头晕头痛，精神一般，睡眠饮食正常，二便正常。查体：神志清楚，心肺腹未见明显异常，右肩部外展支具及胸带外固定中；右肩关节术口敷料干燥，术口无明显渗液，右肩关节活动受限，右桡动脉可触及，右手血运感觉运动正常。患者术后第1天，病情平稳，予拔除尿管，停止心电监护，患者多发肋骨骨折，内固定植入术后，继续予抗感染治疗，动态监测感染指标；予复查胸部CT及DR明确病情；指导患者行患肢功能康复训练。密切观察患者病情变化。

2023年9月8日：术后第2天，患者无诉右肩关节术口疼痛，偶咳嗽、咳痰，无畏寒发热，无头晕头痛，精神一般，睡眠饮食正常，二便正常。查体：神志清楚，心肺腹未见明显异常，右肩部外展支具及胸带外固定中；右肩关节术口敷料干燥，术口无明显渗液，右肩关节活动受限，右桡动脉可触及，右手血运感觉运动正常。患者术后第2天，病情平稳，外伤致多发肋骨骨折，内固定植入术后，继续予抗感染治疗，动态监测感染指标；予复查胸部CT及DR明确病情；继续同前换药、止痛、止咳、化痰、指导患者行患肢功能康复训练等治疗。密切观察患者病情变化。

2023年9月9日：术后第3天，患者无诉右肩关节术口疼痛，偶咳嗽、咳痰，无畏寒发热，无头晕头痛，精神一般，睡眠饮食正常，二便正常。查体：神志清楚，心肺腹未见明显异常，右肩部外展支具及胸带外固定中；右肩关节术口敷料干燥，术口无明显渗液，右肩关节活动受限，右桡动脉可触及，右手血运感觉运动正常。多层螺旋CT平扫检查意见：①右侧多发肋骨骨折；胸骨柄骨折；右侧肩胛骨关节盂唇骨折内固定术后改变；②双肺挫伤，与前次片对比，范围增大；③双侧胸腔少量积液。请结合临床随诊或进一步检查。患者术后第3天，病情平稳，复查胸部CT提示胸腔积液，肺不张，患者外伤致多发肋骨骨折，内固定植入术后，继续予抗感染治疗，动态监测感染指标，拟明天停用抗生素；患者无诉特殊不适，继续同前换药、止痛、止咳、化痰、指导患者行患肢功能康复训练等治疗。密切观察患者病情变化。

2023年9月11日：目前病情平稳，予办理出院。出院医嘱：①出院后休息3月，期间右肩关节外展支具固定制动，在医师指导下逐步加强右肩功能锻炼（外展、前屈、后伸、内外旋）；②3个月内禁止提重物及肩关节剧烈活动，以免加重损伤，术口3d换药一次，术后12d拆线；③出院后2周、1月、2月、3月、6月复查；④患者右侧多发肋骨骨折，出院后继续予胸廓外固定4～6周，伤后2周、1月、2月、3月复查胸部CT。不适及时就诊。

术后复查：X线（图1-2）。

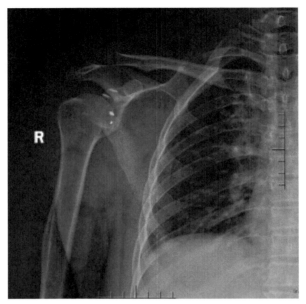

图1-2

三、知识拓展

肩袖损伤是肩关节外科的常见病，其发病率依据不同的文献报道为5%～39%。作为上肢的活动枢纽，肩关节决定了整个上肢的活动范围和活动的空间精确度。而肩袖肌群作为肩关节空间位置精确控制的主要动力因素之一，对肩关节的功能发挥着至关重要的作用。因此，肩袖损伤会使肩关节产生不同程度的功能障碍，并伴有疼痛，严重影响患者的日常生活能力和生活质量。然而，目前在国内对该疾病的认识还处于相对滞后的阶段。

四、讨论分析

对肩袖的修补不仅是恢复肩袖结构的连续性、完整性，进一步的目的是使冠状面的肩袖下部和三角肌的一对力偶以及水平面的肩袖前部和后部的一对力偶重新获得平衡。肩袖撕裂的主要症状包括疼痛和活动受限，疼痛位于肩峰周围，肩外展上举时加重，部分患者有夜间痛。随着关节镜技术开始在临床普及，在关节镜辅助下行肩袖修复由于具有视野增大、解剖结构清晰、镜下能精确操作、对肩关节周围软组织破坏小、术后可早期功能锻炼等优点，临床上能够取得非常满意的效果。

目前，在临床上开展的肩袖修补有3种手术方式，传统的开放手术修复肩袖、关节镜辅助小切口修复肩袖、全关节镜下修复肩袖。传统的开放手术术中体位要求高，术后疤痕较多易造成肩关节粘连，术后遗留疼痛较重以及术后不能早期活动等缺点，已逐渐被临床医生淘汰。全关节镜下肩袖缝合修补术对术者的关节镜技术水平要求高，学习曲线长，加之早期开展时手术量积累慢，难以尽快掌握。关节镜辅助下小切口修复肩袖术是十分重要和有效的，该术式对技术及材料要求相对简单，是向全关节镜下手术的有效过渡。通过临床实践，认为在关节镜辅助下，小切口修复肩袖术优点十分明显：①应用关节镜，可以发现并处理关节内其他病变；②钝性分开三角肌纤维而不将其从肩峰止点部切下，三角肌损伤轻微，术后早期即可开始功能锻炼，恢复快；③手术创伤小，术后疼痛较轻；④手术技术相对简单，易于掌握。

综上所述，随着关节镜技术的不断普及，现在越来越多的临床医生开始运用肩关节镜进行肩袖撕裂的治疗。但由于全关节镜下肩袖撕裂修复技术学习曲线长，而关节镜辅助下小切口肩袖修复术与全关节镜下修复肩袖术具有近似的治疗效果，且安全、可靠，可作为向全关节镜下肩袖修复术的过渡，适合推广应用。

病例 ⑤ 右肱骨干骨折

一、病例简介

患者，男，43岁，农民，2023年7月18日入院。

主诉：主因高处坠落致右上臂疼痛、肿胀，活动受限2h急诊入院。

现病史：患者于入院前2h，不慎从高约2m处坠落，当即致右上臂疼痛、肿胀，活动受限，不伴有意识障碍、胸痛胸闷、腹胀腹痛，入院行相关检查示右肱骨骨折，为求进一步诊治，急诊以"右侧肱骨骨折"收入院。

既往史：患者无高血压、糖尿病、冠心病病史，无肝炎、结核病史，1年前手外伤住院治疗，遗留左手小指活动障碍，无食物药物过敏史。

个人史：生于原籍，无外地长期居住史。否认疫区、疫水接触史，否认毒物、粉尘、放射性物质接触史。无冶游史。否认烟酒嗜好。

家族史：家族中无类似病史及遗传病史。

检查：体温36.2℃，脉搏82次/分，呼吸20次/分，血压122/90mmHg。神志清醒，查体合作，全身浅表淋巴结无肿大，颈软，气管居中，双侧甲状腺无肿大。胸廓正常，呼吸音清音，未闻及干湿啰音，心率82次/分，节律齐，心音正常，无杂音。腹部平坦，肝脏未触及，脾脏未触及。脊柱生理曲线存在，各棘突及棘突间无压痛，骨盆挤压试验阴性，患者健手托扶患肢，右上臂肿胀，畸形明显，骨擦感阳性，反常活动阳性，右肘部可见2cm×2cm皮肤擦伤，右肩肘关节活动轻度受限，右腕屈伸活动可，右侧尺桡动脉搏动可，左手小指外侧可见1cm×1cm手术疤痕，无红肿及炎性渗出，左手小指屈伸不能，双下肢感觉运动未见明显异常。右肱骨正侧位，右肱骨干可见骨皮质中断，断端分离，对位对线差，肩肘关节未见脱位（图1-3）。

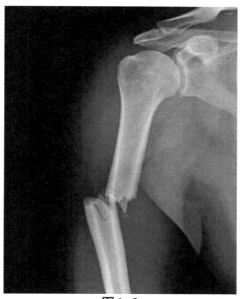

图1-3

诊断 ①右肱骨干骨折；②左手外伤后遗症。

二、诊疗经过

手术名称：右肱骨中段粉碎骨折闭合复位弹性针内固定+小夹板外固定。

手术经过：患者于下午15：30进入手术室，核对患者姓名、年龄、疾病名称、手术部位及术式无误，麻妥后取仰卧位，常规术区消毒、铺单，术前可见上臂肿胀明显，较左侧明显增粗，畸形明显，取右上臂下端后侧、肱骨外髁后侧0.5~1.0cm为进针点，切开2.5cm切口，逐层切口皮肤、皮下、筋膜，显露右肱骨外上髁后侧，用开髓钻打开髓腔，选用2.5mm弹性针预弯，由肱骨外髁入口穿入髓腔，牵引患肢，闭合复位，将弹性针穿入近端髓腔，C臂透视下可见闭合复位成功，骨折对位、对线良好，固定弹性针位于皮质下，检查稳定性不足，用3.0mm弹性针预弯沿肱骨外髁髓腔入口穿入髓腔，穿过骨折端，调整弯度走向，到达近端固定，再次C臂透视可见骨折对位、对线良好，骨折端稳定性好，切断多余弹性针，埋于肌肉下方，修剪无刺激，碘附盐水清洗伤口，留置引流条，逐层缝合，手术顺利，术后小夹板辅助固定骨折端，安返病房。

术后指导功能锻炼：抬高患肢，指导患者循序行患肢肌肉关节功能锻炼，根据情况调节小夹板松紧度，防止小夹板松紧度不合适导致的局部压疮，甚至发生骨筋膜综合征；定期门诊复查，调整小夹板。

三、知识拓展

肱骨干骨折是较为常见的骨折，约占所有骨折的3%。近年来不论手术治疗还是非手术治疗的方法都有所发展，大多数肱骨干骨折通过非手术治疗可以获得好或较好的结果。正确的非手术及手术治疗需要对肱骨的解剖、骨折类型和患者伤前的活动水平和期望获得的结果等有所了解。

肱骨干是指从近端胸大肌的止点处到远端髁上。近端肱骨干横断面呈圆形，远端在前后径上呈扁状。肱骨前方界线近端为大结节前方，远端为冠状突窝。内侧界线从近端的小结节到远端内上髁。外侧界线近端大结节后方到外上髁。三角肌止于肱骨干近端前外侧的三角肌结节。桡神经切迹内走行着桡神经和肱深动脉。肱骨干后方是三头肌的起点，有螺旋状骨凹。内外侧肌间隔将上臂分成前间隔和后间隔。前间隔包括肱二头肌、喙肱肌和肱肌。肱动静脉及正中神经、肌皮神经及尺神经沿肱二头肌内侧走行。后间隔包含肱三头肌和桡神经。肱骨干部的血供由肱动脉分支提供。肱骨干的滋养动脉从内侧中段远端进入肱骨。有些患者还有第2条滋养动脉，它从桡神经切迹进入。桡神经和肱深动脉穿过外侧肌间隔，内侧肌间隔被尺神经、上尺侧副动脉及下尺侧副动脉的后分支穿过。当骨折线在胸大肌止点近端时，由于肩袖的作用，近端骨块呈外展和内旋畸形，远骨折端由于胸大肌作用向内侧移位。

肱骨干骨折可由直接或间接暴力造成。最常见的损伤机制包括高处坠落时手外伸、摩托车祸伤以及上臂直接受力。极度肌肉收缩也可造成肱骨骨折。老年人摔倒造成的肱骨干骨折往往不形成粉碎状。高能量损伤常造成粉碎骨折和软组织严重伤。Klenerman等对肱骨干施加外力造成的实验性骨折显示，单纯的压缩力造成肱骨近端或远端骨折，折弯力造成典型的横断骨折。扭转力会造成螺旋形骨折。弯曲和扭转力结合可导致斜形骨折，并常伴有蝶形骨块。肱骨干骨折后的移位方向，根据骨折部位不同受不同肌肉牵拉的影响，从而出现不同方向的移位。

四、讨论分析

肱骨干骨折临床上常见、复杂难处理之症，主要是由于其骨折类型复杂，而且常伴有血管神经的损伤，再则由于其生物力学的特点，造成骨折复位及有效固定的许多困难。过去常用的手术复位及内固定治疗多采用髓外固定法，即钢板螺钉内固定为主。手术不仅创伤大、出血多，骨膜剥离面大，而且对骨折斜面较大和粉碎者不适用、不可能采用长钢板来增加固定效果，由此带来血管神经损伤会增加感染及骨折不愈合的机会，以及一定程度的病变，即使是第二次手术取钢板螺钉仍亦可能造成血管神经的损伤。

弹性钩针内固定治疗肱骨干骨折能够克服髓外固定所存在的缺点，具有以下的优点：①符合生物力学原理，可以通过早期的功能锻炼、肌肉收缩使骨折端不断加压刺激骨痂的生长，促进骨折愈合；②由于髓内固定，骨膜不需剥离，故不影响骨外膜来的血供。同样不需扩大髓腔，骨内膜也无损伤，从而有利于骨痂生长；③手术的创伤小、仅在肩部作一小切口、开一骨法道打入钩针即可，有效避免血管和神经的损伤，骨折愈合后取针更为简单。

手术适应证原则上，肱骨外科颈下1cm处至肱骨髁上2cm处的肱骨骨折都是钩针复位内固定的适应证。但是，如骨折太近外科颈处，插钩针时可造成骨折近端的骨皮质劈裂，或骨折端在肱骨髁上由于钩针插入骨折远端过少而固定不牢。

病例 ❻ 掌骨骨折

一、病例简介

患者，男性，26岁，学生，2023年9月1日入院

主诉：左手背疼痛，伴手背肿胀，环指、小指活动受限12h。

现病史：患者于12h前打篮球时碰伤致左手背疼痛，伴手背肿胀，环指、小指活动受限。就诊于医院急诊科，X线检查示左手第五掌骨骨折，以"左手第五掌骨骨折"收住院。

既往史：既往身体健康，否认高血压病史，否认糖尿病史，否认冠心病史，否认肝炎病史，否认结核病史，否认其他病史。预防接种史不详。

个人史：生于原籍，无外地长期居住史。否认疫区、疫水接触史，否认毒物、粉尘、放射性物质接触史。无冶游史。否认烟酒嗜好。

家族史：家族中无类似病史及遗传病史。

检查：左手背尺侧肿胀、淤青，环指、小指活动受限，左手背尺侧局部压痛、叩击痛（+），左手掌、背侧感觉正常，桡动脉搏动可触及，末梢血运可，其余肢体活动未见明显异常。术前X线检查示左手第五掌骨骨折，有移位（AO分型A2.2型）。

> 诊断 掌骨骨折。

二、诊疗经过

臂丛麻醉，采用手术入路为左手第五掌骨背侧正中切口。麻醉后，患者

取平卧位，左上肢根部绑止血带，术区常规消毒铺单。止血带驱血后加压至262.52mmHg。取左手第五掌骨背侧正中切口长约5cm，依次切开皮肤皮下及浅筋膜，向尺侧游离显露第五掌骨骨质，可见第五掌骨斜形骨折，清理骨折断端软组织，点式复位钳钳夹复位后，钻孔置入可吸收棒材料，C臂透视见骨折对位对线良好。冲洗，松止血带，逐层缝合，包扎切口。术后X线检查示骨折复位良好，术后指导患者早期功能锻炼。

三、知识拓展

掌骨骨折多为直接暴力造成，暴力多种多样，如重物压砸伤、机器绞伤、压面机挤伤、车辆撞击伤和压轧伤等。这种力量往往比较大，常造成皮肤、神经、肌腱等组织的复合性损伤。骨折也比较严重，多是粉碎性骨折，有明显的移位、成角、旋转畸形。此类骨折不但骨折处难处理，同时还会有皮肤、神经、肌腱等组织缺损，有的还会有血液供应障碍，可能造成手指或整个肢体坏死。也有的损伤相对简单，如第5掌骨颈骨折，又称拳击者骨折，是发生在第五掌骨颈的骨折。当握拳做拳击动作时，暴力纵向施加掌指关节上，传达到掌骨颈部造成骨折。其次，掌骨颈骨折也可发生在第2掌骨。其他掌骨颈骨折较少见。掌骨头骨折则是由于手在握拳位，掌骨头受直接打击所致。也可发生于机器的压轧伤。掌骨头的骨折是在关节内，故骨折常影响到关节面的平整及晚期关节的活动。发生在掌骨基底的骨折是为腕掌关节内的骨折，多由于纵向撞击力量作用在掌骨，传达至腕掌关节处，造成腕掌关节骨折脱位。虽然骨折移位不多，但如治疗不当，常会遗留局部隆起、疼痛以及因屈、伸肌腱张力失衡使手指活动受限。

四、讨论分析

掌骨骨折是常见的手部损伤，治疗不当易影响手部外观和功能。掌骨骨折的治疗目的是在达到良好骨折复位和骨愈合的基础上，获得良好的手部功能。目前治疗手段主要分为保守治疗和手术治疗。保守治疗的优势主要体现在无创、医疗费用低，不足之处在于易发生外固定松动导致复位丢失。对于不稳定的掌骨干骨折，目前多采用手术内固定治疗，但每种内固定方法均有其优缺点和适应证。因此，在手术方式选择上应根据患者的年龄、性别、骨折复位后的相对稳定性、局部软组织损伤程度以及术者对术式操作的熟练程度等因素综合考虑。此外，在手术治疗过程中还应注重操作的细节，尽可能减少影响手术效果的干扰因素，减少手术创伤，并获得良好的临床疗效。

病例 ❼　左侧孟氏骨折

一、病例简介

患者，男，8岁，学生，2019年9月15日入院。

主诉：不慎跌倒致左肘关节疼痛肿胀10d。

现病史：患者于10d前从半米高台阶上不慎跌倒，左手撑地着地，当即感左肘部剧痛，左肘关节活动受限，无左上肢远端麻木感，无局部皮损。受伤后即前往当地医院予手法复位、消肿等治疗，未见明显缓解。今为进一步治疗来医院就诊，拟以"左侧孟氏骨折"收入院。自发病以来，精神状态一般，食欲一般，睡眠良好，大便正常，小便正常，体重无明显变化。

既往史：平素健康状况良好；无高血压病史。无糖尿病病史。无冠心病病史。无肝炎、结核等传染病史。预防接种史不详。无手术外伤史。无输血史及输注血液制品史。无药物过敏史，无食物过敏史。

个人史：生于原籍，无外地长期居住史。否认疫区、疫水接触史。

家族史：家族中无类似病史及遗传病史。

检查：体温36.50℃，脉搏96次/分，呼吸20次/分，身高123cm，体重19.20kg。发育正常，营养中等，精神可，自主体位，查体合作。全身皮肤及黏膜无发绀、黄染、苍白，无皮疹，无皮下结节、瘢痕，无瘀点、紫癜、瘀斑、血肿，无肝掌、蜘蛛痣。全身浅表淋巴结未肿大。头颅无畸形，五官端正。眼睑无水肿，巩膜无黄染，双侧瞳孔等大等圆，直径约为3mm，对光反射灵敏。外耳道无异常分泌物，乳突无压痛，鼻腔通气良好，双鼻窦区均无压痛。口唇红润，伸舌居中，口腔黏膜无溃疡，牙龈无出血。咽部无充血，双侧扁桃体无肿大。颈部无抵抗，颈静脉无怒张，气管居中，甲状腺无肿大、对称、无血管杂音、无触痛。胸廓对称无畸形，双肺呼吸运动对称，呼吸运动和呼吸频率正常，双肺叩诊呈清音，听诊双肺呼吸音清晰，未闻及干、湿性啰音。心前区无隆起，心尖冲动位于第五肋间左锁骨中线内侧1cm，搏动范围正常，心前区未触及震颤和心包摩擦感，心相对浊音界正常，心率96次/分，心律齐，各瓣膜听诊区未闻及病理性杂音。腹部平坦，腹式呼吸存在，无腹壁静脉曲张，未见胃肠型及蠕动波，腹软，全腹无压痛及反跳痛，肝、脾于肋缘下未触及，墨菲（Murphy）征阴性，未触及包块，肝上界位于右锁骨中线第5肋间，肝区、双肾区无叩痛，无移动性浊音，肠鸣音正常，肛门、外生殖器未查。脊柱呈生理弯曲，四肢无畸形，关节无红肿，活动自如，双下肢无浮肿。四肢肌力、肌张力正常，双侧肱二、三头肌腱反射正常，双侧膝、跟腱反射正常，双侧霍夫曼（Hoffmann）征、巴宾斯基（Babinski）征及克尼格（Kernig）征均未引出。神清，步行入病房，对答切题，查体配合。脊柱生理弯曲存在，左上肢悬吊制动，见左肘部肿胀、畸形，无局部皮损、溃疡，左肘部触痛（+）、压痛（+），左上肢无感觉减退或过敏，肌张力正常，肌力因疼痛无法配合查体，握力正常，指端血运可，运动可。左侧肘关节CT轴位，螺旋平扫＋四维重建，左侧尺骨上端孟氏骨折，尺桡近侧关节脱位；尺骨上端断端周围软组织肿胀并出血。

> **诊断** 左侧孟氏骨折。

二、诊疗经过

入院后予完善相关检查，肝功能检查：谷丙氨酸氨基转移酶（ALT）6.0IU/L，碱性磷酸酶（ALP）227.5IU/L；肾功能检查：肌酐（CR）39.7μmol/L，尿酸（UA）202.0μmol/L；血电解质检查：钙（Ca）2.57mmol/L，无机磷（IP）1.80mmol/L；血常规（五分类）＋血型（仪器法）：血红蛋白115.00g/L，血小板总数494.00×10⁹/L；凝血四项：纤维蛋白原定量5.05g/L。左侧肘关节CT轴位，螺旋平扫＋四维重建：左侧尺骨上端孟氏骨折，尺桡近侧关节脱位；尺骨上端断端周围软组织肿胀并出血。左侧肘关节MRI平扫：①左侧尺骨上段骨折，断端对位对线尚可，骨折线累及关节面可能，骨髓水肿；伴上尺桡关节、肱桡关节脱位；左肱骨内上髁挫伤、骨髓水肿；②左桡骨环状韧带及外侧副韧带显示欠清楚，考虑损伤；左肘内侧副韧带损伤；③左肘关节巅腔积液；④左肘周围软组织肿胀。左尺桡骨正侧位，带片；左肘关节正侧位片，带片；胸部正位，带片：左侧尺骨近端骨折外固定后改变，伴肱桡关节、近端尺桡关节脱位？侧位片示左桡骨远端背侧可疑高密度影，待排骨碎片，请结合相关检查。心、肺、膈未见明显异常。入院后予石膏外固定处理，完善术前检查排除手术禁忌证后，于2019年9月16日送手术室在全麻下行左侧孟氏骨折闭合复位克氏针固定（备切开复位钢板螺钉内固定）+骨折整复术，术程顺利，术后恢复可，安返病房。现患者病情平稳，左上肢指端活动可，无麻木感，请示上级医师后予办理出院。

三、知识拓展

　　尺骨上1/3骨折合并桡骨小头脱位称孟氏骨折，直接或间接暴力皆可引起，是上肢最常见、最复杂的骨折合并脱位。孟氏骨折多可发生于各个年龄段，但多发生于儿童。1914年意大利外科医生Monteggia最早报道此种类型骨折，故称孟氏骨折。这种特殊类型的损伤是指尺骨半月切迹以下的上1/3骨折，桡骨头同时自肱桡关节、上桡尺关节脱位，而肱尺关节无脱位。这种特殊类型的损伤往往容易被忽视（如对桡骨头脱位未能加以注意），常造成漏诊、误诊或处理不当。在治疗时未能将脱位的桡骨头整复或外固定不良等，可使部分患者变成陈旧性损伤，甚至造成病变；尤其年龄较小的患儿伤臂明显发育不良，肢体短小，肘关节屈曲受限，肘外翻畸形，迟发性桡神经深支麻痹及骨性关节炎等。

四、讨论分析

　　与传统定义相比，孟氏骨折已逐渐演变为尺骨近端或中段骨折合并桡骨头多方向脱位或骨折的复折杂损伤。新鲜孟氏骨折的治疗原则在于尺骨骨折及肱桡关节的复位及稳定，消除致畸应力，选择固定方法时应依据尺骨骨折的类型而定：若为长度稳定的不全骨折如弯曲畸形，可行手法复位石膏外固定，若为长度不稳定的完全骨折如长斜行完全骨折，可行切开复位钢板螺钉内固定；若为长度稳定的横断或短斜行完全骨折，可采用经皮髓内固定，维持尺骨的长度和力线，防止桡骨头再脱位的发生。既往研究表明，尺骨单根克氏针髓内固定治疗不同类型孟氏骨折可取得良好效果，但也存在固定不牢靠、易失效的缺点。有学者采用尺骨双氏克针固定治疗孟氏骨折，克服了单根克氏固定的缺陷。有学者认为双克氏针髓内固定能够更好地维持尺骨长度和力线。

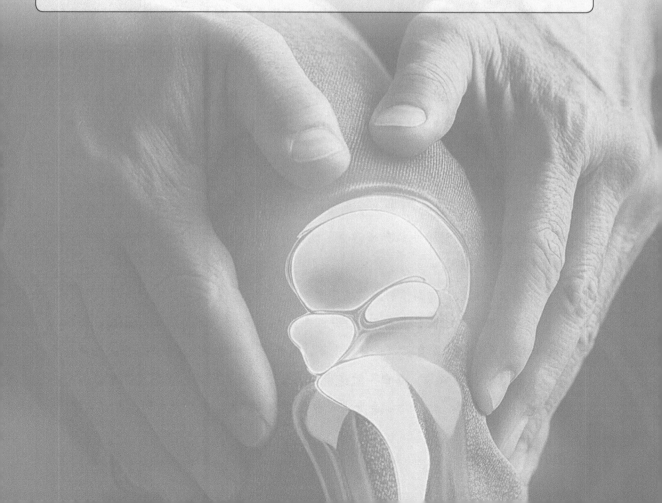

第二章

下肢损伤病例精选

病例 **1** 股骨颈骨折

一、病例简介

患者，女，72岁，退休职员，

主诉：摔伤致右髋部疼痛、活动受限1d。

现病史：患者1d前骑电动三轮车时自行摔伤致右髋部疼痛、活动受限，不能行走，右下肢轻度肿胀，不伴麻木及反射性疼痛，不伴头晕、恶心、胸闷、胸痛。急来院拍骨盆正位线片，提示右侧股骨颈头下型骨折，断端错位，建议手术治疗。排除新冠肺炎后，急诊以"右侧股骨颈骨折"为诊断收入院。受伤以来，神志清楚，精神尚可，饮食正常，睡眠一般，体力下降，大小便正常。

既往史：自诉小时候左眼受伤致左目失明；患"高血压"10+年，长期服用药物治疗；10+年前行"阑尾炎切除术"；10+年前发现"胃下垂"（约5cm）。否认"糖尿病、慢性肾病、冠心病、脑梗"等病史，否认"肝炎、结核"等病史，预防接种史不详，否认其他手术史，否认其他外伤史，无输血史，否认药物及食物过敏史。

个人史；生于原籍，无外地长期居住史。否认疫区、疫水接触史，否认毒物、粉尘、放射性物质接触史。无冶游史。既往月经周期规则，月经量中等，颜色正常。无血块、无痛经史。

家族史：家族中无类似病史及遗传病史。

检查：体温36.2℃，脉搏70次/分，呼吸17次/分，血压127/66mmHg，身高160cm，体重49kg。发育正常，营养中等，精神可，被动体位，查体合作。全身皮肤及黏膜无发绀、黄染、苍白，无皮疹，无皮下结节、瘢痕，无瘀点、紫癜、瘀斑、血肿，无肝掌、蜘蛛痣。全身浅表淋巴结未及肿大。头颅无畸形，五官端正。

眼睑无水肿，巩膜无黄染，双侧瞳孔等大等圆，直径约为2.5mm，对光反射灵敏。外耳道无异常分泌物，乳突无压痛，鼻腔通气良好，双鼻窦区均无压痛。口唇红润，伸舌居中，口腔黏膜无溃疡，牙龈无出血。咽部无充血，双侧扁桃体无肿大。颈部无抵抗，颈静脉无怒张，气管居中，甲状腺无肿大、对称、无血管杂音、无触痛。胸廓对称无畸形，双肺呼吸运动对称，呼吸运动和呼吸频率正常，双肺叩诊呈清音，听诊双肺呼吸音清晰，未闻及干、湿性啰音。心前区无隆起，心尖冲动位于第五肋间左锁骨中线内侧1cm，搏动范围正常，心前区未触及震颤和心包摩擦感，心相对浊音界正常，心率70次/分，心律齐，各瓣膜听诊区未闻及病理性杂音。腹部平坦，腹式呼吸存在，无腹壁静脉曲张，未见胃肠型及蠕动波，腹软，全腹无压痛及反跳痛，肝、脾于肋缘下未触及，Murphy征阴性，未触及包块，肝上界位于右锁骨中线第5肋间，肝区、双肾区无叩痛，无移动性浊音，肠鸣音正常，肛门、外生殖器未查。生理弯曲存在，棘突及棘旁无压痛、叩击痛，无放射痛。右髋部少量皮下瘀血、皮肤颜色尚可，右髋部明显肿胀，右下肢肌力因疼痛拒查，左下肢肌力5级，未见肌肉萎缩，右下肢轻度外展外旋位，右髋部前方压痛（+），叩击痛（+），右侧腹股沟区压痛（+），叩击痛（+），未触及骨擦感，右镜关节主动活动障碍，右髋关节内收、内旋、外展、外旋、屈曲活动受限，右侧"4"字试验不能完成，双下肢皮肤感觉正常，末梢循环良好。其余肢体及关节检查未见异常。X线见图2-1（2021年10月27日），右侧股骨颈骨折。

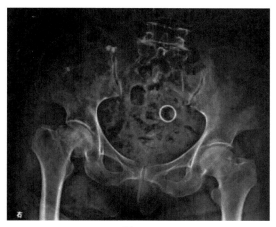

图2-1

诊断	右侧股骨颈骨折（头下型）。

二、诊疗经过

入院后完善相关检查，排除手术禁忌，行右侧全髋人工关节置换术（图2-2、图2-3）。术后2d在助行器辅助下或腋拐辅助下可下床活动。

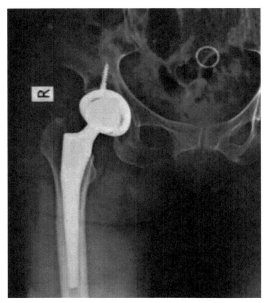

图2-2

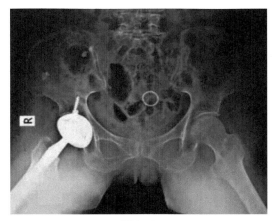

图2-3

三、知识拓展

　　股骨颈骨折指由股骨头下至股骨颈基底部之间的骨折，各种年龄段均可能发生，常见于老年人，女性多于男性。损伤原因是摔倒时扭转伤肢，暴力沿股骨传导至股骨颈，导致股骨颈断裂。中老年人由于骨质疏松、股骨颈脆弱、髋关节周围肌群退变、反应迟钝等因素，不能有效抵消髋部有害外力，如走路滑倒、跌倒坠床、下肢突然扭转或外伤等都可发生骨折。老年人骨折愈合能力较差，故发生骨折不愈合，股骨头坏死的概率较高。

　　股骨颈骨折在临床上是一种常见而处理困难的创伤疾病，发病率较高，可占全部骨折的3%~4%，65岁以上的老年人占所有骨折数量的50%以上，其中女性较男性更为常见。随着我国人均寿命的增加而引起的社会老龄化逐步加剧，股骨颈骨折的发病率也随着逐年增高，尤其是在老年人口增加迅速的经济文化发达地区。全球股骨颈骨折的数量预计到2025年将达200万例，而到2050年预计可达300万例以上。目前发达国家老年髋部骨折患者已经占到整形创伤就诊量的20%以上，其中股骨颈骨折超过50%。股骨颈骨折的老年患者死亡率明显较年轻患者高，老年股骨颈骨折临床治疗中的挑战主要是骨折不愈合和股骨头缺血坏死引起的病残和并发症。

　　对青壮年人群来说，股骨颈骨折通常由高能量暴力引起，如高处坠落伤或高速交通事故伤。损伤机制一般是下肢在外展位时遭受严重轴向暴力撞击。全面、完整的体格检查和影像学检查是青壮年股骨颈骨折患者临床评估的基础，可早期发现患者是否存在损伤。目前股骨颈骨折的临床分型较多，临床关注点各有侧重，用于指导治疗选择和预后判断的意义不同。当前常用和文献报道的分型：①解剖部位分型；②Garden分型；③Pauwels角及分型；④AO/OTA分型；⑤颈垂（vertical of the neck axis，VN）角分型。

　　有研究报道了一个新的角度，即骨折线与股骨颈轴线的垂线之间的夹角，称之为"颈垂角"（VN角）。VN角单纯用骨折线与股骨颈轴线的垂直角度来表示，更加简单、直接地表达了单纯动力加压固定（平行于股骨颈轴线）与骨折线之间的关系。该观点认为，当骨折线与股骨颈轴线完全垂直时，VN角接近0°；当骨折线趋向垂直时，VN角的数值为正值；趋向水平时则为负值。基于骨折的VN角设计了一个新的分型系统，即将暖霉颐骨国分为四型：Ⅰ型的VN角<0°；Ⅱ型的VN角为0°~10°；Ⅲ型的VN角为10°~15°；Ⅳ型的VN角>15°。研究发现，当VN角>10°时，单纯空心钉内固定的失败率开始显著增高。当为Ⅳ型时，其内固定失败率达到了65.45%。这一研究结果以及分型系统为股骨颈骨折的内固定选择提供了很好的指导意义。

四、讨论分析

股骨颈骨折可行保守治疗和手术治疗，保守治疗的卧床并发症较多，家属同意手术治疗，手术治疗又可行骨折切开复位内固定术或髋关节置换术，骨折固定需长期卧床，且股骨头坏死概率大。髋关节置换：可早期下床活动，减少卧床并发症，但创伤大，出血多，手术并发症多，风险相对增加，术后可能出现脱位。双侧股骨头置换：适用高龄患者，可能出现关节匹配差的情况。经与家属沟通，家属同意行右侧全髋关节置换术，排除手术禁忌证，可在腰麻或全麻下行右侧全髋人工关节置换术，术中应注意安装假体角度，注意肢体长度及臀中肌张力恢复。术后应注意下肢深静脉血栓形成、髋关节脱位及假体周围骨折等问题。

病例 ❷　胫腓骨干骨折

一、病例简介

患者，男，50岁，农民，2024年3月2日入院。

主诉：车祸致右小腿疼痛、畸形、活动受限3h。

现病史：患者诉3h前发生车祸，即刻感右小腿疼痛、畸形、肿胀、活动受限，不能站立行走，当时神志清晰，无昏迷、恶心、呕吐，无胸闷、胸痛、腹痛，无其他肢体不适等特殊情况。患者为进一步诊治，到院就诊，查体提示右小腿肿胀、畸形、压痛、活动受限，局部可触及骨擦感，其他肢体阴性：X线提示右胫腓骨骨折。门诊拟"胫腓骨干骨折"收入院。患者无畏寒、发热，无咳嗽、咳痰，大小便正常。

既往史：既往身体良好，无特殊病史。否认"肝炎、肺结核、疟疾、菌痢"等传染病史。否认"高血压、糖尿病、胃溃疡"病史。否认药物及食物过敏史。按国家计划免疫预防接种。否认输血史。

个人史：生于原籍，无外地长期居住史。否认疫区、疫水接触史，否认毒物、粉尘、放射性物质接触史。无冶游史。否认烟酒嗜好。

家族史：家族中无类似病史及遗传病史。

检查：脊柱生理弯曲存在，无脊柱侧弯，无棘突压痛，各方向活动度正常。提示右小腿肿胀、畸形、压痛、活动受限，局部可触及骨擦感，足背动脉可及，足趾感觉、活动及末梢循环可。双侧股、胸动脉内膜欠光滑，管腔内透声尚可，血流充盈尚可，血流及频谱未见明显异常。双侧股、腘静脉内径正常，管腔内未探及异常回声，探头加压后管腔能被完全压闭，血流充盈尚可。体层成像示右胫腓骨中下段见多发骨质不连续，断端错位，软组织肿胀，右胫骨末端裂隙，累及关节面；所示右膝关节、右踝关节在位，关节间隙存在。动态血小板功能分析：初始血小板数量（AA）172×10^9/L，初始血小板平均体积（AA）9.4fL，血小板最大聚集率（AA）52.9%，血小板最大聚集时间（AA）30s，血小板最大抑制率（AA）47.1%，血小板黏附率（AA）63.5%，全血黏附率（AA）60.1%，血小板ATP释放量（AA）0.99μmol/L，初始血小板数量（ADP）174×10^9/L，初始血小板平均体积（ADP）9.5fL，血小板最大聚集率（ADP）40.8%，血小板最大聚集时间（ADP）30s，血小板最大抑制率（ADP）59.2%，血小板黏附率（ADP）59.3%，全血黏附率（ADP）80.5%，血小板ATP释放量（ADP）0.77μmol/L。肝功能、电解质：总胆红素8.9μmol/L，直接胆红素1.5μmol/L，间接胆红素7.4μmol/L，总蛋白62.9g/L，白蛋白41.8g/L，球蛋白21.1g/L，白蛋白/球蛋白2.0，谷丙转氨酶17IU/L，谷草转氨酶30IU/L，γ-谷氨酰转移酶36IU/L，碱性磷酸酶103IU/L，乳酸脱氢酶277IU/L，尿素8.20mmol/L，肌酐55.9μmol/L，尿酸349.70μmol/L，葡萄糖9.00mmol/L。胆固醇4.96mmol/L，甘油三酯2.52mmol/L，高密度脂蛋白胆固醇1.41mmol/L，低密度脂蛋白胆固醇2.98mmol/L，载脂蛋白A 1.40g/L，载脂蛋白B 0.79g/L，脂蛋白（a）239.1mg/L，钾3.69mmol/L，钠137.2mmol/L，氯100.8mmol/L，钙2.47mmol/L，磷0.96mmol/L，二氧化碳结合力24.9mmol/L，腺苷脱氨酶7.8IU/L，总胆汁酸9.0μmol/L，胱抑素C 0.72mg/L。丙肝抗体N（0.00）S/CO，梅毒螺旋体抗体N（0.00）S/CO，HIV N（0.03）S/CO。降钙素原0.04ng/mL。血凝常规：凝血酶原时间11.0s，凝血酶原活动度100.0%，国际标准化比值1.00，活化部分凝血活酶时间28.8s，凝血酶时间15.6s，血浆纤维蛋白原2.72g/L，D-二聚体253ng/L，纤维蛋白兰原降解产物2.91μg/L，抗凝血酶-Ⅲ 12.2%。

| 诊断 | 胫腓骨干骨折。 |

二、诊疗经过

手术名称：腓骨+胫骨骨折闭合复位髓内针内固定术。

手术经过：患者仰卧于手术床上，全麻满意后，常规消毒、铺单。在右侧膝关节的髌骨外侧行纵行切口，长约5cm。拉钩将髌腱拉向内侧，显露胫骨近端的斜坡位置，寻找合适的进针点开口，插入导针，过程中助手复位胫骨骨折并维持，透视见骨折位置，导针位置均满意，后扩髓12mm，测量髓内钉的长度，将胫骨髓内钉（11mm，330mm）插入髓腔。然后分别于髓内钉远端、近端锁入锁钉3枚及2枚钉。取右腓骨尖部纵形切口，长约2.0cm，插入1.50mm×400mm的弹性髓内钉，C臂透视下见胫、腓骨骨折复位良好，内固定在位良好，将弹性髓内钉剪断后，活动患肢骨折端无分离，冲洗、关闭上述切口。术毕，患者安返病房。

三、知识拓展

胫骨干中上段横截面呈三角形，由前、内、外三嵴将胫骨干分成内、外、后三面，胫骨嵴前突并向外弯曲，形成胫骨的生理弧度，其上端为胫骨结节。胫骨干下1/3处，横截面变成四方形。该中下1/3交界处比较细弱，为骨折的好发部位。

胫腓骨干骨折很常见，各种年龄均可发病，尤以10岁以下儿童或青壮年为多，儿童为青枝骨折或无移位骨折。儿童的骨折以胫骨干骨折最多，胫腓骨干骨折次之，腓骨干骨折少见。成人的骨折以胫腓骨干骨折为多见。

直接暴力或间接暴力均可造成胫腓骨干骨折。从高处坠下，足部先着地，小腿旋转，或受重物直接打击、挤压引起。①直接暴力：暴力多由外侧或前外侧而来，而骨折多是横断、短斜面，也可造成粉碎骨折。胫腓骨两骨折线都在同一水平，软组织损伤较严重；②间接暴力：骨折由传达暴力或扭转暴力所致，骨折线多为斜形或螺旋骨折，双骨折时，腓骨的折线较胫骨折线为高，软组织损伤较轻。影响骨折移位的因素主要是暴力的方向，肌肉的收缩、小腿和足部的重力，骨折端可以出现重叠、成角或旋转畸形。股四头肌和腘绳肌分别附着在胫骨上端的前侧和内侧，此两肌能使骨折近端向前、向内移位。小腿的肌肉主要在胫骨的后面和外面，由于肢体内动力的不平衡，故肿胀消退后，易引起断端移位。正常人的踝关节与膝关节是在两个相互平行的轴上运动，若发生成角和旋转移位，必然破坏二轴间的平行关系，既影响步行和负重功能，又可导致创伤性关节炎的发生。胫骨的前缘与前内侧面表浅，仅有皮肤遮盖，骨折时容易刺破皮肤形成开放性骨折。腘动脉在进入比目鱼肌的腱弓后，分为胫前、后动脉，此二动脉都贴近胫骨下行，胫骨上端骨折时，有可能损伤血管。此外，胫骨骨折可造成小腿筋膜间隔区内肿胀，压迫血管，可引起缺血性挛缩。胫骨的营养血管由胫骨干上1/3后方进入，在致密骨内下行一定距离，而后进入于髓腔，胫骨下1/3又缺乏肌肉附着，故胫骨干中、下段发生骨折后，往往因局部血液供应不良，而发生迟缓愈合或不愈合。

四、讨论分析

胫腓骨骨折是一种常见的创伤性骨折，以胫骨干单骨折最多，胫腓骨干双骨折次之，腓骨干单骨折最少，常需外科手术治疗。随着外科治疗理念变化，既往强调的加强内固定、绝对稳定和解剖复位逐步转为保留软组织血运、相对稳定、解剖轴线排列的生物学固定。传统治疗多采用切开复位后交锁髓内钉内固定治疗胫腓骨骨折，其创伤较大，影响局部血供，患者恢复速度慢，且容易出现术后感染、皮肤坏死、内固定外露等并发症，影响患者生活质量，延长骨折愈合时间。随着微创技术不断革新，闭合复位交锁髓内钉内固定治疗胫腓骨骨折得到广泛应用。有研究表明，闭合复位交锁髓内钉内固定治疗胫腓骨骨折可使固定力线位于骨干受力中轴线，其稳定性较强，可有效增强骨折处的抗折弯、抗旋转能力，保护了骨折端的血运环境、骨膜的完整性，可有效降低切口感染率，以及关节僵硬、肌肉萎缩等并发症的风险，促进血液循环，有利于骨折愈合。

闭合复位交锁髓内钉内固定治疗胫腓骨骨折创伤小、手术时间短、患者恢复速度快。闭合复位交锁髓内钉内固定治疗胫腓骨骨折的主要优势如下：①创伤小：闭合复位交锁髓内钉内固定是一种微创技术，相比于开放手术，该方法切口较小，对软组织和骨骼的伤害较轻，术后疼痛、出血和感染的风险较低，还可缩短患者住院时间；②手术时间短和术后恢复速度快：相对于传统的开放手术，闭合复位交锁髓内钉内固定所需的手术时间较短，术后的康复时间也相对较短，有助于患者尽早恢复活动能力；③较好的骨愈合和稳定性：交锁髓内钉能够提供较好的骨愈合和稳定性。内固定可以保持骨折的正常对齐，促进骨折两端愈合，并在愈合过程中提供支撑和固定，有益于患者日常活动和康复。相比传统外固定、钢板固定治疗，闭合复位交锁髓内钉内固定可更好地保护软组织和韧带。同时，该方法术后恢复速度快，可以减少肌肉萎缩，减轻对关节的影响，有助于患者尽快恢复运动功能；④并发症发生风险低：与开放手术相比，闭合复位交锁髓内钉内固定治疗胫腓骨骨折的并发症风险较低，伤口感染、软组织损伤，以及血管、神经损伤的风险较小；⑤早期活动和功能恢复：由于闭合复位交锁髓内钉内固定的稳定性较好，患者可以更早地进行主动和被动的关节活动，有助于防止肌肉萎缩以及关节僵硬的发生，促进功能的早期恢复；⑥成功率较高：髓内钉可提供较好的稳定性，其手术时间短，手术创伤小，缩短了骨骼修复时间、住院时间，同时减少并发症，如感染和非骨折愈合。临床研究表明，闭合复位交锁髓内钉内固定治疗胫腓骨骨折成功率高达95%。闭合复位交锁髓内钉内固定治疗胫腓骨骨折的虽有诸多优势，但术中注意事项也较多：打入交锁髓内钉时需及时应用C型臂X线检查，确保钉在髓腔内，不能穿破胫骨后皮质；在锁钉前保持踝关节中立位，防止骨折端旋转；锁远端锁钉后需回敲，为骨折端加压，防止分离，增强骨折处的稳定性；手术过程中不要冲洗髓腔，使骨微粒进入骨折处，相当于自体植骨，有效促进骨折愈合、缩短愈合时间。

病例 ❸ 右胫骨远端粉碎性骨折

一、病例简介

患者，女，46岁，家庭主妇，2023年3月27日。

主诉：摔伤致右踝部肿痛伴活动受限3d。

现病史：患者2023年3月27日傍晚19点多钟在自己家里人字梯上做清洁，梯子坏了从梯子上摔下，右足先着地，致右踝部剧烈疼痛，伴踝关节活动受限，随后开始肿胀，疼痛剧烈呈持续性，无明显缓解方式，无向他处放射，肢端皮肤感觉正常，当时无昏迷，不伴有畏寒、发热、恶心、呕吐、胸痛、腹痛、呕血、咯血、腹胀、便血、血尿、意识障碍、瘫痪等症状。当即检查提示右胫骨远端粉碎性骨折，予以石膏托外固定制动、消肿止痛等对症治疗，为求进一步治疗，门诊以"右踝关节骨折"收入院。

既往史：平素身体一般，2年前有"子宫息肉"手术病史，否认高血压、冠心病、糖尿病等慢性疾病病史，否认肝炎、结核等传染病病史，无其他外伤手术史，无输血史。否认药物或食物过敏史，预防接种史不详。

个人史：久居本地，无肝炎、结核等传染病接触史，无疫水、疫源接触史，无粉尘、有害毒物及放射线接触史，无嗜酒史，无吸烟史。无长期服用药物等不良嗜好，无冶游史，无性病。

家族史：家族中无类似病史及遗传病史。

检查：生命体征平稳，脊柱生理幅度存在，活动可，无压痛，右踝部石膏托外固定，局部肿胀压痛明显，局部皮肤深青，皮肤张力较高，踝关节活动受限伴疼痛，足背稍肿胀，足趾活动稍受限，足背动脉搏动良好，右下肢远端血运感觉可，其余肢未见明显异常。血栓风险评估血栓评分5分，高危风险。外院CT：右侧胫骨下段粉碎性骨折，累及内、前、后踝关节面。

> 诊断 ①右胫骨远端粉碎性骨折；②右踝部软组织损伤；③右踝关节韧带损伤。

二、诊疗经过

入院完善相关检查，行消肿、止痛、制动等对症处理。患者胫骨远端粉碎性骨折，踝关节面粉碎，骨折移位明显，关节面不平整，保守治疗难以复位固定关节面，容易遗留残疾。建议手术治疗。

手术治疗：右胫骨远端粉碎性骨折切开复位植骨内固定术。

三、知识拓展

胫骨远端粉碎性骨折是经关节的旋转、外展和压缩多种暴力所致粉碎性骨折，最常发生于高处坠落、车祸骤停、滑雪或绊脚前摔时，属于比较严重的关节内骨折，治疗原则：恢复腓骨长度并固定，重建胫骨远端关节面，胫骨骨折支撑固定和干骺端骨质缺损区的植骨。

四、讨论分析

胫骨远端粉碎性骨折常伴有严重软组织损伤，正确掌握骨折的手术时机，对减少术后并发症至关重要。Sirkin等提出，骨折后应行急诊手术或在伤后 7~12d 软组织肿胀消退后再行手术。术前常规行跟骨牵引外固定、患肢抬高、消肿、止血等对症治疗，8 例开放性骨折行急诊清创缝合者（骨折未做处理），加用抗生素，5~12d 肿胀基本消退后再行骨折切开复位内固定手术，未发生切口感染、钢板外露等并发症，亦未出现切口闭合困难的情况。胫骨远端粉碎性骨折，非手术治疗难以取得满意疗效，手术治疗复位及固定非常困难，治疗时应根据软组织条件、骨折类型、术中情况选择不同的固定方式。采用腓骨解剖复位1/3管形钢板内固定，恢复腓骨长度，可起到一个内支架作用，同时重建胫骨关节面，选择多枚克氏针联合3.5mm加压空心螺钉有限内固定骨折远端，塌陷处植骨及腓骨长螺钉经关节面下起到一个内支撑作用，保证一个较平整的胫面关节面，骨折可达到良好的解剖复位、固定，以及满意的功能恢复效果。治疗的目的在于最大限度恢复踝关节的功能，术后功能锻炼是恢复关节功能的有效措施之一，遵循早活动、晚负重的原则，3~4周拆除石膏后，加强患肢不负重功能锻炼，能明显增加踝关节活动度，减少术后并发症，获得良好疗效。

病例 ❹　左胫骨平台粉碎性骨折

一、病例简介

患者，女，48岁，农民，2023年10月12日入院。

主诉：摔伤致左膝关节疼痛活动受限2h余。

现病史：患者2h前骑电动车与机动农用三轮车相撞后出现左膝关节疼痛活动受限，疼痛呈锐性疼痛，活动时疼痛加重，无法站立行走。伴有右小腿远端开放性外伤出血，无昏迷、恶心、呕吐症状，到医院急诊科给予X线检查，给予右小腿开放外伤清创缝合后，急诊以"左胫骨平台骨折、右胫下段前部外伤"收入院，发病来，神志清、精神可，未睡眠，未饮食，大小便未解。

既往史：既往身体健康，否认"高血压、糖尿病、冠心病"等慢性病史。否认"乙肝、结核、丙肝"等病史。否认其他手术外伤史。

个人史：生于原籍，无外地长期居住史。否认疫区、疫水接触史，否认毒物、粉尘、放射性物质接触史。无冶游史。既往月经周期规则，月经量中等，颜色正常。无血块、无痛经史。

家族史：家族中无类似病史及遗传病史。

检查：体温36.2℃，脉搏86次/分，呼吸18次/分，血压126/81mmHg。发育正常，营养中等，神志清楚，精神尚可，自动体位，推入病房，查体合作。全身皮肤黏膜无黄染、出血点、蜘蛛痣及皮疹，全身浅表淋巴结无肿大及压痛。头部无畸形，眼睑无浮肿、下垂及闭合不全，巩膜无黄染，结膜无充血水肿，角膜透明，双侧瞳孔等大等圆，直约为2.5mm，对光反射灵敏。眼球活动自如。耳郭正常，无畸形，外耳道通畅，无异常分泌物。鼻外形正常无畸形，双侧鼻腔通畅，无异常分泌物及出血，口唇红润，无皲裂及色素沉着，伸舌居中，口腔黏膜无异常，扁桃体无肿大，咽部无充血水肿，咽反射正常。颈软，无抵抗，未见颈静脉怒张，颈动脉搏动正常，未闻及明显血管杂音，气管居中，甲状腺正常，无肿大，未触及明显震颤，未见包块。胸廓对称无畸形，胸骨无压痛，肋间隙正常，呼吸运动两侧对称，语颤两侧对称，未触及胸膜摩擦感，两肺呼吸音清，未闻及干、湿性啰音。心前区无隆起，心尖冲动不能明视，未闻及震颤，心率86次/分，心律规则，心音正常，心脏各瓣膜听诊区未闻及病理性杂音。腹部平坦，全腹柔软，全腹无压痛及反跳痛，未触及腹部包块，肝脾肋下未触及。腹部移动性浊音阴性，肠鸣音正常。双肾区无叩痛。肛门与直肠及生殖器未查。脊柱生理曲度存在，各棘突无压痛、叩击痛，无放射痛。左膝关节肿胀明显，皮肤颜色正常，膝关节周围压痛明显，被动疼痛活动受限，浮髌试验阳性，未触及明显骨擦音，抽屉试验及姜氏试验由于疼痛未能完成，左下肢皮肤感觉正常，足背动脉搏动良好，右小腿前侧伤口已清创缝合，其余无特殊。X线示左侧胫骨平台粉碎性骨折，波及关节面并塌陷。

> **诊断** ①左胫骨平台粉碎性骨折；②右额部、左侧颞顶部硬膜外血肿；③右侧颞叶脑挫裂伤；④外伤性蛛网膜下腔出血；⑤头皮血肿；⑥右小腿远端皮肤挫裂伤。

二、诊疗经过

患者急诊入院，入院后给予支具外固定，恶心、呕吐不适急查CT示颅内内出血，转神经外科行微创钻孔引流术，术后药物对症治疗。病情好转，左侧胫骨平台骨折行跟骨牵引治疗。颅脑情况稳定后转入骨科，行左胫骨平台骨折切开复位内固定手术治疗，术后药物对症治疗，功能锻炼，康复治疗。伤口甲级愈合拆线。术后X线示左胫骨平台骨折内固定物位置满意，平台平整，高度恢复正常。患者要求出院。

三、知识拓展

胫骨平台是膝关节的重要结构，一旦发生骨折，造成内外侧胫骨平台关节面不平、受力不均，将产生骨关节炎改变。由于胫骨平台内外侧分别有内外侧副韧带，平台中央有胫骨髁间棘，其上有交叉韧带附着，当胫骨平台骨折时，常发生韧带及半月板损伤。胫骨平台骨折可由间接暴力或直接暴力引起。可分为单纯胫骨外髁劈裂骨折、外髁劈裂并发平台塌陷骨折、单纯平台中央塌陷骨折及内侧平台骨折等类型。

四、讨论分析

当前胫骨平台骨折的治疗主要包括保守治疗和手术治疗两种。保守治疗主要适用于一些特定情况，如老年患者或有严重并发症的患者。这种治疗方法包括卧床休息、症状管理、物理治疗和使用支具（如支撑架或石膏固定）。保守治疗可以减轻疼痛和症状，但对于骨折较严重、错位明显或需要快速康复的患者通常不适用。手术治疗在处理胫骨平台骨折中扮演着重要角色。外科医生可以选择不同的手术技术，包括开放性还原内固定（ORIF）和关节镜下手术。ORIF通过手术切口将骨折片还原到正确的位置，然后使用螺钉、钢板或钢丝来固定骨折。关节镜下手术则通过小切口，通过镜头来导航并修复骨折，减少了组织创伤和感染的风险。近年来，医学界在胫骨平台骨折治疗方面取得了进展。个体化治疗方案基于三维打印技术的应用，可以根据患者的具体解剖结构设计手术计划，提高治疗效果。此外，生物材料的研究有助于促进骨折愈合，减少并发症的发生。总的来说，胫骨平台骨折的治疗技术在不断提高，借助新技术和更加个体化的方法，有望提供更好的治疗结果，减轻患者的痛苦，促进功能的恢复。然而，治疗方案的选择仍然需要根据每位患者的具体情况来确定，需要综合考虑多种因素。未来的研究和创新将继续推动这一领域的进步。

辅助关节镜治疗在处理关节疾病和损伤时拥有众多卓越之处。首先，它采用微创外科技术，通过小切口和较小的组织损伤，有效减少了手术带来的创伤和术后疼痛，同时在外科手术后的康复过程中更快地恢复，使患者能够迅速回归正常生活。这一特点极大提高了患者的生活质量，并减轻了手术的不适感。其次，辅助关节镜治疗不仅有助于缩短康复时间，还减少了感染的风险，因为手术创口较小且更易处理。此外，这种治疗方法通常伴随着发生率较低的并发症，如血栓、深部感染以及术后疼痛，因此在手术安全性方面表现出色。进一步，辅助关节镜治疗具备精确的诊断能力，医生可以在关节内实时检查并精确定位问题，从而提供更准确的诊断和个体化的治疗方案。这有助于确保患者获得最佳的治疗效果，因为每位患者的情况都独特。总之，辅助关节镜治疗是一种高效、先进且备受欢迎的方法，其优势包括微创性、更快地康复、更少的并发症风险、更准确的诊断和更佳的美容效果。这一技术在处理关节问题时为患者提供了更好的选择，为他们带来了更快、更安全和更个性化的治疗体验。关节镜手术是一项需要精细操作的手术，应注重操作的精确性而非追求速度。在关节镜手术中，盘状半月板损伤发生的频率较高，这可能影响关节面的复位，有时需要对半月板进行部分切除和整形。在手术过程中，需要注意避免过高的灌水压力，防止灌溉液进入小腿导致肿胀和骨筋膜室综合征的发生。术前应仔细分析影像资料，以准确确定病情和骨折的位置。关节镜下可以明确诊断和治疗半月板损伤，但对于韧带损伤可能需要进行长期外固定和二期重建。在遇到严重的骨折块和错位时，可能需要转为切开直视复位的手术方式。手术者需要具备熟练的膝关节镜和骨创伤复位技巧，以应对复杂情况。微创内固定系统（LISS）系统在手术中存在一些并发症，如骨折对位不良、皮肤刺激和医源性损伤等。LISS钢板不能对骨折进行复位，因此在固定之前必须确保满意的骨折整复。相对而言，与传统钢板相比，锁定加压钢板的成本较高，这增加了患者的经济负担。因此，在决策时应综合考虑经济因素。

综上所述，目前对胫骨平台骨折的研究主要集中在骨折部位的处理，以及关节韧带、半月板等软骨的修复与保护。关节镜下有限切口和生物固定技术是目前胫骨平台骨折治疗的一个新的发展方向。

病例 ❺ 　右股骨头缺血性坏死

一、病例简介

患者，男，56岁，农民，2024年2月25日入院。

主诉：右髋关节间断性疼痛1年余。

现病史：入院1年余前，患者无明显诱因出现右髋部疼痛，呈间断性隐痛，无晨僵、无发热寒战，无盗汗，无游走性关节疼痛等，活动后加重，休息后能缓解，症状反复发作。院外小针刀及药物治疗后疼痛稍缓解，未予重视及特殊治疗。病程期间，疼痛呈进行性加重。现为求进一步诊治，遂来院就诊，门诊完善骨盆MRI检查：双侧股骨头及髋臼上述改变，考虑股骨头缺血性坏死伴髋关节骨性关节炎。以"右股骨头缺血性坏死？"收入院。自患病以来，精神、食欲、睡眠可，大小二便正常，近期体重无明显减轻。

既往史：既往体健。否认高血压、糖尿病、冠心病、慢阻肺等慢性疾病；否认肝炎、结核等传染病史。否认重大外伤史；其余系统回顾未见明显异常。无外地长期居住史。无毒物接触史；已戒烟戒酒；否认冶游史，否认精神创伤史。

个人史：已婚，适龄结婚，育有1子1女，配偶及子女健康状况良好。

家族史：家族中无类似病史及遗传病史。

检查：体温36.6℃，脉搏65次/分，呼吸18次/分，血压132/81mmHg，身高172cm，体重75kg。跛行入病房，应答切题，查体合作。右侧髋关节皮肤完整、无红肿。右腹股沟区及右臀部无明显压痛，右股骨颈叩击痛实验（−），右下肢纵轴叩击痛（−）。右髋关节4字试验（+）。右髋关节屈曲角度约90°；内旋约0°；外旋约0°；内收约10°，外展约10°。双下肢肌力未见异常；右下肢肌肉较左侧少许萎缩，双下肢等长。外科VTE风险评估：1分，低危。Caprini评分：1分，低危。VTE防治外科住院患者出血风险评估：低危。血浆：D-二聚体0.87mg/L；谷草转氨酶12.4IU/L；胆固醇6.98mmol/L；甘油三酯2.23mmol/L；低密度脂蛋白胆固醇5.37mmol/L；动脉粥样硬化指数5.2；超敏C反应蛋白9.8mg/L；二氧化碳20.5mmol/L；葡萄糖6.48mmol/L；尿酸422μmol/L。提示窦性心律，左胸导联低电压。

1）骨盆正位DR摄影：双侧股骨头变扁，形态失常，骨质密度不均，部分碎裂，股骨头见小囊状骨质破坏区及斑点状稍高密度影。双侧髋关节间隙稍变窄，右侧髋关节申通氏线失常。余骨盆各骨未见明显异常，左侧髋关节未见明显异常。（诊断意见：双侧髋关节退行性变伴双侧股骨头缺血坏死，右侧髋关节半脱位，请结合其他检查）

2）右股骨中上段正、侧位DR摄影＋胸部正位、右侧位DR摄影＋腰椎正、侧位DR摄影：双肺纹理走行自然，未见明显异常密度影。肺门形态、大小、位置未见异常。纵隔及气管居中，未见增宽。心影形态、大小未见异常。双膈光整，双侧肋膈角锐利。部分胸椎边缘骨质增生。腰椎生理弧度及序列未见明显异常改变，部分腰椎前缘及侧缘骨质增生。各椎间隙未见明显异常。右侧股骨头变扁，形态失常，骨质密度不均，部分碎裂，股骨头见小囊状骨质破坏区及斑点状稍高密度影。右侧髋关节间隙稍变窄。右侧髋关节申通氏线失常。（诊断意见：①右侧髋关节退行性变伴股骨头缺血坏死，右侧髋关节半脱位，请结合其他检查；②胸、腰椎骨质增生；③心肺未见明显异常，建议随诊）

3）髋关节CT平扫及冠状面成像：右髋关节对位关系轻度失常，双髋关节间隙变窄，双侧股骨头变扁塌陷，双侧股骨头及髋臼见斑状低密及斑片状稍高密度影，呈地图样改变；关节间隙变窄，周围软组织肿胀。（诊断意见：双髋关节上述改变，考虑双侧股骨头缺血性坏死，伴双髋关节骨性关节炎，右髋关节半脱位，请结合临床）

4）心脏彩超（左心功能测定＋心脏彩超）：心脏描述：剑突下双房切面显示不清。升主、肺动脉内径不宽，主、肺动脉瓣形态活动可；各房室大小正常；左室壁增厚，搏幅正常，静息状态下未见明显节段性运动失常；房、室间隔未见明显连续性中断；二、三尖瓣形态活动可；心包腔未见明显积液。彩色多普勒血流显像（CDFI）：各瓣膜口前向血流呈层流。二尖瓣前向血流频谱E/A<1。二、三尖瓣上探及少量反流血流信号。（诊断意见：左室壁增厚。二、三尖瓣少量反流。左室整体收缩功能测值正常）

5）腹部彩超：肝脏：肝脏大小正常，形态规则，轮廓整齐，包膜光滑，肝内见数个较大约11mm×7mm的薄壁无回声，余实质回声细密增强，肝内管道结构显示清晰，走行自然。前列腺：最大切面径43mm×26mm，内腺大小约19mm×19mm，前列腺上下径26mm，形态规则，边界整齐，其内见强回声，其余内部回声均匀。（诊断意见：脂肪肝声像图；肝囊肿。前列腺内强回声）

6）髋关节磁共振成像：双侧髋关节对称，关节对位良好，关节组成骨形态规则，右侧股骨头、颈及髋白面见斑片状长T_1、长T_2信号影。双侧坐骨–股骨间隙变窄，股方肌受压，T_2信号增高。右侧关节囊肿胀积液，滑膜增厚。双侧股骨大粗隆旁T_2信号增高。（诊断意见：①右侧髋关节骨性关节病伴骨软骨损伤；右侧股骨头、股骨颈大片状骨髓水肿。右侧股骨头稍变扁，不除外合并股骨头缺血性坏死；②右侧髋关节滑膜炎；③考虑双侧坐骨–股骨撞击综合征；④双侧臀肌止点炎）

| 诊断 | 右股骨头缺血性坏死。 |

二、诊疗经过

行右下肢皮牵引2周，行术前患髋髋周血管数字减影血管造影（DSA）检查，明确血管条件，在连续硬膜外麻醉下行右股骨头坏死骨清除，联合旋股外侧血管升支臀中肌支、横支大转子支双血管蒂大转子骨瓣及升支髂骨瓣双骨瓣转移股骨头修复术。

三、知识拓展

股骨头缺血性坏死（osteonecrosis of the femoral head，ONFH）是指由于股骨头

缺血，股骨头内骨的活性成分（包括骨细胞、骨髓造血细胞及脂肪细胞）死亡，继而伴随修复反应股骨头发生结构改变，在力的作用下导致股骨头塌陷和功能障碍的疾病。ONFH是骨科领域中至今尚未解决的疑难疾病之一，未经及时、有效治疗，大多数患者病情将进行性发展，并最终导致严重的髋关节骨性关节炎，患者丧失劳动能力甚至生活不能自理。近年来由于高速交通工具普及（外伤）、药物的不规范使用（激素）、生活饮食习惯的改变（酗酒）等原因，使股骨头缺血性坏死的患病率呈明显上升趋势，发病年龄也趋于年轻化。然而对于本病的治疗，由于医师自身诊治水平的不足，出现很多认识上的误区：一方面不少医疗机构及个人诊所迎合患者惧怕手术的心理，一味采用保守治疗，使很多患者失去了保留股骨头的最佳手术时机；另一方面很多医师对于股骨头坏死的患者一律进行关节置换，而没有考虑年龄和病变分期，使后期并发症很难处理。对于青壮年的股骨头缺血性坏死患者，选择既能保留股骨头又不至于对可能进行的人工关节置换造成不利影响的微创治疗，是临床医师积极努力的方向。

引起股骨实缺血性坏死的病因很多，归纳起来有创伤性和非创伤两大类。据目前的研究，创伤性病因可能有股骨颈骨折、股骨头骨折、外伤性髋关节脱位及发育性髋关节脱位等。非创伤性病因可能有长期大剂量使用激素、酗酒、股骨头骨骺骨软骨病、减压病、血红蛋白病等。

关于股骨头缺血性坏死的发生机制，国内外学者公认股骨头缺血是造成坏死的主要发病机制。但其可能是发生于动脉的供血，可以是由静脉的回流不好，或由骨内压的增高导致缺血而产生坏死，它又可以分为骨外因素和骨内因素。①骨外因素：外伤所致的股骨头血管折裂、受压、脉管炎、动脉硬化所致的血管阻塞、雷诺氏病，减压病和交感神经反射性所致的血管痉挛都可直接或间接导致股骨头缺血性坏死；②骨内因素：血红蛋白病的异常红细胞，减压病的氮气栓子，酒精中毒以及胰腺疾病所产生的脂肪栓子均可阻塞骨内微血管，导致股骨头缺血性坏死。另外，高雪氏病的异常红细胞堆积，转移的肿瘤，激素所致的肥大脂肪细胞造成的骨髓内容物体积增大，可致骨髓腔内压增高，压迫骨内微血管或骨内血管本身的病变或痉挛，以致供血受阻。骨内、外的各种致病素均可使骨髓内压增高，升高的骨内压又增大了血流的阻力，从而进一步导致缺血、细胞变性坏死、水肿等。组织的水肿使已增高的骨内压进一步升高，形成一系列的恶性循环，尤其是患肢继续负重，增加缺血的股骨头压力，会加快骨的坏死并导致骨小梁塌陷。

本病起病缓慢，病程较长，发病初期可无明显症状，其症状与X线表现不一定呈平行关系。最常见的早期症状为髋部轻度疼痛，尤以劳累或行走后疼痛明显，疼痛常向腹股沟区或臀后侧、外侧或膝内侧放射。随着跛行及髋痛加重，患髋呈轻度屈曲、内收畸形、外展及内旋活动受限。症状可持续加重，晚期表现为骨关节炎症状。早期体征表现为关节活动不利，一般内旋活动最早受限。后期体征主要为局部深压痛，4字试验（+），托马氏征（+），艾利斯征（+），脱仑德兰堡试验（+），患肢可缩短，肌肉萎缩，甚至有半脱位体征。

四、讨论分析

单纯骨瓣移植治疗中青年中期股骨头坏死的意义：中青年ONFH患者应用人工关节置换并发症发生率较高，远期效果并不理想，不少患者一生得不接受一次甚至数次的关节翻修手术，而目前关节翻修手术从手术难度、术中创伤到远期效果都仍存在诸多问题。因此，青壮年ONFH治疗的主要目的应是改善症状和功能，尽量保留股骨头，延缓进行关节置换的时间并最终避免人工关节置换而做出努力。

各种保头手术方法比较：截骨术虽然能在一定程度上减缓股骨头的塌陷，但此术式技术难度高，需要延长恢复时间以使骨质愈合、经常引起下肢不等长或跛行、并发症发生率高、对股骨近端的扭曲不利于以后的全髋关节置换，故临床应慎重使用；不带血管蒂的骨移植术式相对手术操作简单，但病灶清除后植入的骨材需经较长时间的爬行替代过程方可获得足够的支撑强度，因此该术式适用于缺血性股骨头坏死病灶较小的病例；带营养血管的骨组织瓣移由于从纠正ONFH的病理生理改变入手，既重建股骨头的血液循环又提供可替代坏死骨质的活骨，经临床应用已经显示出较大的优越性，并有可能成为保留股骨头的主要手术治疗方法。Hori认为向死骨区植入血管是从骨活动的启动因素。目前应用的这类方法有2类：一是吻合血管的游离腓骨移植术；二是带血管蒂的骨（膜）瓣转移术。无须吻合血管，血运确切：采用带旋股外侧血管升支髂骨瓣和横支大转子骨瓣转移，在清除死骨后引入带有可靠血液供应的自体骨移植物，既可重建坏死股骨头的血运，又能发挥移植骨的支撑和骨诱导作用，同时简化了手术操作，也不存在血管吻合后可能出现的诸多问题，术后DSA证实股骨头内血运恢复确切，即使部分患者预后不佳亦不影响后期施行人工髋关节置换。对于Ficat Ⅲ期患者的临床成功率达到88.14%。

带旋股外侧血管升支髂骨瓣与横支大转子骨瓣的疗效对比分析：解剖学基础旋股外侧动脉的升支在起始处外径为（3.5±0.9）mm，长度为（8.5±3.0）cm，血供范围在髂嵴前外侧8cm×4cm；旋股外侧动脉的横支在起始处外径为（3.2±0.9）mm，长度为（6.5±1.2）cm，血供范围在大转子前外侧3.5cm×2cm×4cm。术式选择每一个行带旋股外侧血管升支髂骨瓣或横支大转子骨瓣股骨头修复术的患者我们术前都做DSA造影，选取较好的血管分支支配的骨瓣。更粗的管径可提供更大的血流量，更张的血管蒂更不易发生因牵连造成血管痉挛而闭塞，更广泛的支配范围可以切取更大的骨瓣，这些都是升支髂骨瓣组的疗效优于横支大转子骨瓣组的客观因素。但升支髂骨瓣组的手术切口平均要比横支大转子骨瓣组长5.2cm，且切口靠近股外侧皮神经走行区，有股外侧皮神经损伤的风险。

综上所述，我们认为对于年轻的中期股骨头坏死患者应首选带血管蒂骨瓣转移股骨头修复手术，针对带旋股外侧血管升支髂骨瓣与横支大转子骨瓣转移股骨头修复手术来看，带旋股外侧血管升支髂骨瓣的疗效优于带旋股外侧血管横支大转子骨瓣，但带旋股外侧血管升支髂骨瓣手术副损伤较横支大转子骨瓣大。

病例 ❻ 右股骨转子间骨折

一、病例简介

患者，男，66岁，农民，2023年10月1日入院。

主诉：摔伤致右侧髋部及右大腿疼痛3h。

现病史：患者3h前因下雨路滑摔伤致右侧髋部及右大腿疼痛，当时无昏迷，无恶心，无呕吐；伴心慌，无口鼻出血，四肢未见明显运动障碍，来院就诊，急诊给予查体及影像检查以"右股骨转子间骨折"收入院。发病以来，患者神志清楚，精神尚可，饮食正常，睡眠正常，体力正常，二便正常。体重无明显下降。

既往史：2020年5月在外院行"胆囊切除术"。

个人史：生于原籍，无外地长期居住史。否认疫区、疫水接触史，否认毒物、粉尘、放射性物质接触史。无冶游史。否认烟酒嗜好。

家族史：家族中无类似病史及遗传病史。

检查：体温36.5℃，脉搏68次/分，呼吸18次/分，血压106/67mmHg。发育正常，营养良好，神志清楚，精神尚可，面容润泽，表情痛苦，抬入病房，自主体位，查体合作。全身皮肤黏膜正常无黄染，未见皮下出血点，未见皮疹。皮肤有弹性，未见明显水肿，全身浅表淋巴结无肿大及压痛。头部大小正常无畸形，五官端正。眼睑无浮肿、下垂及闭合不全，巩膜无黄染，结膜无充血、水肿，双侧瞳孔等大等圆，对光反射灵敏。耳郭正常无畸形，外耳道通畅，无异常分泌物，乳突无压痛。鼻外形正常无畸形，鼻腔通畅，无异常分泌物及出血，各鼻窦区无压痛。口腔无异味，口唇无发绀，口腔黏膜无溃疡，扁桃体无肿大，咽部无充血、水肿。颈软无抵抗，颈静脉无怒张，气管居中，甲状腺无肿大，未触及明显震颤，未及包块。胸廓对称无畸形，肋间隙正常，胸壁静脉无曲张。双侧乳房对称，无异常。呼吸动度两侧对称，语颤正常，未触及胸膜摩擦感。两肺叩诊呈清音，两肺呼吸音清，未闻及干、湿性啰音及胸膜摩擦音。语音传导两侧对称。心前区无隆起，心尖冲动正常，心尖冲动有力，搏动点位于左侧第五肋间锁骨中线内0.5cm，未触及震颤及心包摩擦感。叩心脏相对浊音界无扩大及偏移。心率18次/分，律齐，心音无强弱不等，各瓣膜听诊区未闻及病理性杂音，无额外心音，未闻及心包摩擦音。无异常周围血管征。腹部平坦，腹壁静脉不明显，未见肠形及蠕动波，触全腹柔软，无压痛、反跳痛，全腹未触及包块，肝脾肋下未触及，胆囊未触及明显异常，墨菲征（-）。叩全腹呈鼓音，移动性浊音（-），肝区及双侧肾区叩击痛（-）。肠鸣音正常，3次/分，未闻及振水音及血管杂音。肛门及生殖器无明显异常。脊柱正常无畸形，生理弯曲存在，棘突无叩击痛，活动自如。四肢检查见专科情况。神志清，精神可，双侧瞳孔等大等圆，直径约2.0mm，光反应灵敏，生理反射存在，病理反射未引出。右髋压痛，右下肢外旋畸形，纵向叩击痛明显。右踝及右足各趾活动度可，四肢末梢感觉、血运及其余各关节运动均正常。右股骨转子间骨折，小转子游离。

诊断 | 右股骨转子间骨折。

二、诊疗经过

患者的骨折移位明显，Evans-jensen分型为ⅠB型，AO/OTA分型为31-A1.3，入院后完善相关术前准备后，排除手术禁忌，行右股骨转子间骨折闭合复位PFNA内固定术。

三、知识拓展

股骨转子间骨折（intertrochanteric fracture of femur）股骨转子间位于股骨干与股骨颈交界处，是负重时承受剪力最大的部位，转子间是骨质疏松的好发部位，亦是骨质最薄弱处，是老年人多发骨折部位之一，年轻患者多因高能量损伤所致。女性比男性多见，比例为3：1。可根据骨折的稳定性分为5型：Ⅰ型，骨折线由外上斜向内下，骨折无移位；Ⅱ型，骨折线同上，但有骨折移位且合并小转子骨折，股骨距正常；Ⅲ型，有小转子移位骨折并累及股骨距，可伴有转子间后部骨折；Ⅳ型，大、小转子粉碎骨折，大转子爆裂骨折及股骨颈骨折；Ⅴ型，骨折线由内上斜向外下，呈反转子间方向，可累及小转子及股骨距。

　　股骨转子间骨折更易发生于高龄人群，不稳定性、粉碎性骨折的发生率正在逐年升高，通常由低能量损伤如跌倒所致。发生跌倒时，高龄老人的协调性和柔韧性较差，若失去平衡，他们可能更易向侧方跌倒致使髋部直接撞击地面，因高龄老人髋部肌肉松弛萎缩且骨质疏松导致骨结构硬度下降，从而不能有效吸收缓解撞击的能量，更容易发生股骨转子间骨折。由于高龄患者大多合并内科基础疾病，创伤后往往合并潜行失血、颅脑损伤以及全身多发骨折等，长期卧床易引发各种并发症，在西方发达国家中伤后1年内其死亡率可高达12%～35%。因此，股骨转子间骨折是对老年人健康威胁最大的创伤性疾病之一。

四、讨论分析

　　目前股骨转子间骨折的手术方法可分为髓外和髓内固定两种前者以动力髋螺钉（DHS）为代表后者以股骨近端髓内钉（PFN）为代表。DHS较适用于稳定性骨折；而PFN适用于严重粉碎的不稳定性骨折。由于PFN系统的生物力学特性符合生物负重力线，可负担大部分经过股骨近端特别是内侧的负荷股骨距区压应力减少至几乎为零，并且力臂内移明显降低钉棒结合处的张应力和压应力遮挡小，有助于骨折愈合。Flahiff等认为对于骨质疏松患者选择髓内固定器械的效果优于选择标准的滑槽钉系统。

　　国内对PFN治疗股骨转子间骨折进行的临床研究也证明了PFN的良好疗效。PFNA是新改进的PFN系统一方面继承了原PFN的优点生物力学特点，另一方面在具体设计上有所创新，令固定更有效、操作更简单。

对于PFNA的操作要注意：①导针进入髓腔是操作的关键，由于PFNA并无相应的工具辅助导针进入需要凭手感操作，常出现导针从骨折线穿出浪费手术时间。试采用长柄的通用导向器（如普通手术钻头所用的导向器），有利于改变导针方向辅助导针进入髓腔。另外术中牵引复位令患肢内收15°也有利于操作；②术前对股骨干腔大小应有考虑并充分准备主钉打入髓腔时，如遇髓腔较窄进入困难不能强行打入，以免造成股骨转子至股骨干的劈裂骨折导致手术失败。应更换较小直径的主钉，如仍不行可考虑适当扩髓；③打入螺旋刀片时，刀片可以顺畅地旋转扭力小一般不会导致股骨头和股骨颈分离或旋转，如有担心可使用抗旋转克氏针临时固定股骨头和股骨颈骨折块；④需严格按照操作程序进行C型臂X线机的监视，不能省略，以免不必要的失误，尤其是螺旋刀片在股骨头和颈中的位置应确保准确；⑤螺旋刀片打入后必须锁定，不然将导致刀片退出内固定失败。

病例 ❼　股骨下段转移性肿瘤并病理性骨折

一、病例简介

患者，男，66岁，退休职工，2023年9月1日入院。

主诉：左下肢疼痛1周。

现病史：1周前患者因"左下肢疼痛"于当地医院查胸部、上腹部CT提示：①左肺多发小结节影，考虑肺癌可能；②纵隔内肿大淋巴结，考虑纵隔转移；③右侧肾上腺区占位。经肺穿刺活检，病理诊断符合非小细胞型肺癌；左股骨转移瘤穿刺活检，病理诊断为转移性癌，考虑低分化鳞状细胞癌，建议免疫组化协诊。今为进一步诊治转诊，门诊以"左肺下叶恶性肿瘤并左股骨下段骨继发恶性肿瘤"收入院。自发病以来，神志清，精神可，饮食正常，睡眠正常，体力正常，大小便正常。

既往史：平素身体状况一般，否认高血压病史，否认糖尿病史，否认冠心病史，否认肝炎病史，否认结核病史，否认其他病史。预防接种史不详。

个人史：生于原籍，无外地长期居住史。否认疫区、疫水接触史，否认毒物、粉尘、放射性物质接触史。无冶游史。否认烟酒嗜好。

家族史：家族中无类似病史及遗传病史。

检查：体温36.2℃，脉搏76次/分，呼吸19次/分，血压107/81mmHg。发育正常，营养中等，神志清楚，精神尚可，自动体位，推入病房，查体合作。全身皮肤黏膜无黄染、出血点、蜘蛛痣及皮疹，全身浅表淋巴结无肿大及压痛。头部无畸形，眼睑无浮肿、下垂及闭合不全，巩膜无黄染，结膜无充血水肿，角膜透明，双侧瞳孔等大等圆，直约为2.5mm，对光反射灵敏。眼球活动自如。耳郭正常，无畸形，外耳道通畅，无异常分泌物。鼻外形正常无畸形，双侧鼻腔通畅，无异常分泌物及出血，口唇红润，无皲裂及色素沉着，伸舌居中，口腔黏膜无异常，扁桃体无肿大，咽部无充血水肿，咽反射正常。颈软，无抵抗，未见颈静脉怒张，颈动脉搏动正常，未闻及明显血管杂音，气管居中，甲状腺正常，无肿大，未触及明显震颤，未见包块。胸廓对称无畸形，胸骨无压痛，肋间隙正常，呼吸运动两侧对称，语颤两侧对称，未触及胸膜摩擦感，两肺呼吸音清，未闻及干、湿性啰音。心前区无隆起，心尖冲动不能明视，未闻及震颤，心率76次/分，心律规则，心音正常，心脏各瓣膜听诊区未闻及病理性杂音。腹部平坦，全腹柔软，全腹无压痛及反跳痛，未触及腹部包块，肝脾肋下未触及。腹部移动性浊音阴性，肠鸣音正常。双肾区无叩痛。肛门与直肠及生殖器未查。左大腿下段畸形，可触及反常活动、骨擦感，左膝关节周围皮肤正常，末梢血运可。X线示左股骨下段骨折，骨折端可见骨破坏。

诊断 | 股骨下段转移性肿瘤并病理性骨折。

二、诊疗经过

入院后我院病理会诊结果：① （肺穿刺活检）鳞癌。免疫组化CK5/6 （+），P40 （+），cD56 （-），CgA （-），Syn （-），CK7 （-），NapsinA （-），TTF-1 （-），Ki-67 （+）约60%；② （左股骨下段穿刺活检）转移性鳞癌。2020年9月30日给予"多西他赛+顺铂"方案化疗1周期，并辅以保肝、护胃、营养心肌、止吐等积极对症治疗。化疗后出现胃肠道反应，积极对症处理后好转。2020年10月4日在局麻下为患者行骨骼牵引术，术后患者疼痛明显好转。2020年10月15日转骨科后完善检查，排除手术禁忌证后，于2020年10月17日在全麻下行"左股骨下段骨肿瘤切除铰链膝关节置换术"，术后给予抗菌、消肿止痛、抗凝药物对症支持治疗。

三、知识拓展

骨肉瘤由肿瘤性成骨细胞、骨样组织所组成，为起源于成骨组织的恶性肿瘤，其发病率约为0.3/万，约占恶性肿瘤的0.2%，原发骨肿瘤的15%。肿瘤发生部位主要为四肢长骨的两端，最多见的是股骨下端和胫骨上端。骨肉瘤易产生远处转移，尤其是早期的肺转移。因此，早期确诊后进行的骨肉瘤保肢手术已逐渐作为首选治疗方法，但骨肉瘤合并病理性骨折能否行保肢治疗仍是争论的焦点。

四、讨论分析

本病例股骨远端转移性骨肿瘤并病理性骨折，行肿瘤膝关节置换术，术后应用抗生素预防感染，可快速改善膝关节活动功能，减少卧床并发症的发生，改善生活质量。结合术后肿瘤内科综合治疗，提高患者生存率。

术中肿瘤外完整切除瘤体避免肿瘤周围种植转移，术前精准测量，定制肿瘤膝关节假体，术中精准安放，术后效果良好。

链式人工全膝关节置换术患者的手术总有效率较高，这可能与铰链式关节置换假体的结构构造有关，术中通过轴向旋转可减少假体与骨之间的扭转应力，使假体获得良好的稳固性及活动性，减少松动的发生，具有科学的构造优势。

病例 ⑧ 左侧膝关节退行性病变

一、病例简介

患者，女，54岁，农民，2023年9月21日入院。

主诉：外伤致左膝关节疼痛8月余，加重1月。

现病史：患者自述于入院8个月前摔倒致伤左膝部，致左膝疼痛不适，休息后缓解，活动时加重，患者当时未就诊，自行口服止痛药物，近1个月来，患者上述症状持续加重不缓解，遂至医院行膝关节核磁示：左股骨下端内侧髁软骨关节面损伤并关节面下囊性变，左胫骨上段及髌骨软骨关节面下损伤并骨髓水肿，左膝内侧半月板后角，外侧半月板前角损伤，左膝髌上囊积液，左膝腘窝囊肿。并予以消肿止痛对症治疗，症状未好转，为求进一步诊治，遂来医院门诊就诊，门诊医师查看后，以"左膝关节损伤"收入院。此次病程中，患者神志清，精神可，饮食、睡眠可，二便正常，近期体重无明显改变。

既往史：患者既往体健，8年前因子宫肌瘤行手术治疗，好转后出院，否认"糖尿病、冠心病、高血压"等慢性病史，否认"肝炎、结核、菌痢"等传染病史，无手术史，无输血史，无梅毒、艾滋病等性病史。无局部病灶史，否认药物及食物过敏史。否认以此意外的其他外伤史，否认下肢深静脉血栓史。

个人史：否认长期外地居住史。否认血吸虫病，否认疫水接触史，否认疫区生活史，否认到过其他地方病或传染病流行地区及其接触史，否认烟酒及其他不良嗜好，否认工业毒物、粉尘、放射性物质接触史，否认冶游史。绝经前月经规律，无月经异常史。

家族史：家族中无类似病史及遗传病史。

检查：体温36.5℃，脉搏59次/分，呼吸18次/分，血压132/80mmHg。发育正常，营养中等，步入病房，主动体位，表情自然，言语流利，无病容，神志清楚，查体合作。全身皮肤及黏膜无发绀、黄染、苍白，无皮疹。未见皮下出血。全身浅表淋巴结未触及肿大。头颅及五官未见明显异常，双侧瞳孔等大等圆，瞳孔直径3mm，对光反射及调节均正常。双耳耳郭外形正常，无畸形，双侧无乳突压痛，外耳道通畅，无分泌物。鼻外形正常，鼻中隔无偏曲，上颌窦与额窦无压痛，无鼻塞，无分泌物。口唇红润，口腔黏膜光滑，伸舌居中，双侧扁桃体无肿大，表面未见脓点，悬雍垂居中，咽无充血，声音正常。颈软，无抵抗感，气管居中，颈静脉充盈正常，肝颈静脉回流征阴性，颈动脉搏动正常，甲状腺未触及肿大。胸廓无畸形，双肺未闻及呼吸音异常，双肺未闻及干、湿啰音，未闻及胸膜摩擦音。双肺叩诊呈清音。心前区无隆起，可见心尖搏动，心前区无异常搏动。未触及震颤，无心包摩擦感。心界正常。心率59次/分，律齐，心音有力，各瓣膜听诊区未闻及病理性杂音，未闻及心包摩擦音。腹平坦，无反跳痛，无肌紧张。肝脏肋下未触及。Murphy征（-）。脾脏未触及。移动性浊音阴性，双肾区无叩痛。肠鸣音正常，无气过水声，未闻及腹部血管杂音。肛门及外生殖器未查。脊柱及四肢见专科检查。脊柱外观无畸形，左膝外观无畸形，肤色正常，无发红，皮温正常，左膝关节周围皮肤软组织触痛阳性、压痛阳性，左膝关节内、外侧间隙压痛（-），伸膝、屈膝痛（+），研磨试验（+），左膝关节未闻及明显骨擦音，未扪及骨擦感，左小腿皮肤感觉及皮温正常，左足背动脉搏动正常，末梢血运尚可，末梢毛细血管充盈时间约1s，左踝关节活动度灵活，左侧跚趾背伸跖屈有力；双下肢各肌肉肌力正常，肌张力正常，生理反射存在，病理反射未引出。其余关节活动自如。2023年12月26日核磁示：左股骨下端内侧髁软骨关节面损伤并关节面下囊性变，左胫骨上段及髌骨软骨关节面下损伤并骨髓水肿，左膝内侧半月板后角，外侧半月板前角损伤，左膝髌上囊积液，左膝腘窝囊肿。

> **诊断** ①膝关节退行性病变（左侧）；②陈旧性肋骨骨折（双侧多根）。

二、诊疗经过

手术名称：左侧膝关节单髁表面置换术。

手术经过：①麻醉成功显效后，取平卧体位，左侧患肢绑止血带，切口从髌骨内侧上缘至髌韧带内侧关节线下方约8cm，依次切开皮肤组织至关节囊滑膜腔，切除部分脂肪垫，切除前侧半月板及胫骨平台前侧软组织，探查见股骨内髁及胫骨内侧平台软骨中度磨损，软骨下骨破坏，股骨内髁及胫骨平台内侧少量骨赘形成，股骨外髁及胫骨外侧平台软骨面正常，未见明显磨损，前交叉韧带轻度磨损，部分断裂，去除内侧髁及髁间窝、内侧副韧带下方、胫骨前侧骨赘，安放胫骨截骨板，截骨板力线杆矢状面和冠状面同时平行胫骨长轴，决定胫骨截骨平面为病灶磨损下方6mm处，头钉固定截骨板，窄锯片靠近胫骨内侧处伸到胫骨后侧垂直截骨至截骨板水平，探查内侧副韧带完好，保护好内侧副韧带行水平截骨，完整取出截除内侧平台骨块，对比试模确认胫骨假体大小，切除后侧残留半月板，选择已确认的试模假体覆盖在胫骨截下的平台上确定匹配的假体尺寸，9mm间隙试模可以轻松插入间隙，确定垫片厚度，取下胫骨截骨板；②左膝关节伸直，9mm间隙试模安装股骨截骨板，摆锯截除股骨前缘。左膝关节屈曲90°，放置股骨髁截骨导板，楔钉固定导板，摆锯截除股骨后髁，电钻打孔后拆除试模，装入股骨髁试模，测屈伸间隙，屈伸活动正常，取出试模，将胫骨试模放置截骨平台上，确认覆盖良好，固定试模，于试模槽锯片向下开槽约0.5cm深，取出试模，开槽器清理槽中残留骨，放置胫骨假体及所有试模，全面活动膝关节，膝关节稳定，无撞击，取出假体试模，在股骨硬化骨钻孔减压，生理盐水冲洗后拭干、干燥，用骨水泥安装假体，清除周围多余骨水泥，伸直膝关节保持骨水泥固化，探针探查确认周围无多余骨水泥，全面活动膝关节，膝关节稳定，无撞击，下肢力线正常，咬骨钳咬去髌骨内侧多余骨赘，冲洗切口，清点器械无误后，逐层缝合切口，敷料包扎；③手术顺利，术中麻醉满意，术中出血量少，术后安返病房。

三、知识拓展

膝关节退行性病变是多种因素引起的慢性关节疾病，其发病特征为关节软骨退行性病变及继发性骨赘形成，好发于负重加大的膝关节，患者以中老年人为主，会导致膝关节疼痛及功能下降，影响其日常生活及工作能力。临床针对病情较为严重的膝关节退行性病变患者采用外科手术治疗，其中关节镜手术及膝关节置换术是常用术式，各有优劣。

四、讨论分析

膝关节置换术是治疗膝关节病变的常用术式，通过清除增生骨质、松解软组织后置入人工膝关节、灌注骨水泥等操作达到改善膝关节功能、缓解疼痛的目的。有研究发现，对老年膝关节退行性骨关节炎患者采用关节置换手术治疗，可在一定程度上恢复其膝关节功能，可提高生活质量。有学者报道，关节置换术可明显减轻老年膝关节退行性骨关节炎患者的临床症状，增强关节功能，提高日常生活能力。Q角是临床上常用的物理检查指标，多用于评估下肢力线，能够反映下肢力线及下肢承重问题，同时可以反映髌骨向外侧移动程度，Q角的大小与髌骨关节疾病具有密切联系，其角度异常增大或减小会致使髌骨软骨面压力分布不均匀，也常作为髌骨关节疾病治疗效果的主要衡量指标。经研究结果发现，膝关节置换术治疗能够根据患者的原发病灶、受损软骨等实际情况选择适宜假体植入，安装假体垂直于力线，对关节结构无影响，从而有效改善膝关节畸形，改善膝关节软组织张力，恢复患者的下肢正常力线，维持膝关节完整性，间接或直接减轻患者的膝关节内侧间室压力，降低膝关节应力负荷，重建膝关节功能，患者的关节屈曲活动度明显增加。

综上所述，膝关节置换术治疗后，膝关节退行性病变患者的疼痛程度明显缓解，膝关节活动度及最大屈曲度显著增加，可有效改善膝关节力线，纠正膝关节畸形，膝关节功能恢复良好，患者术后主观感受较佳，可作为临床首选术式。

病例 ⑨ 左膝膝内侧半月板损伤

一、病例简介

患者，女，36岁，销售，2022年9月16日入院。

主诉：外伤致左膝关节疼痛伴活动受限4月余。

现病史：患者自诉于入院前4月余乘坐电动车时被汽车车门撞击左膝，当时即感左膝关节疼痛不适，无寒战、发热，无恶心、呕吐，无心悸、心慌，无黑蒙、抽搐等症状，被家属送至医院，行相关检查后诊断为"前交叉韧带损伤（左侧）""半月板撕裂（左侧）"，予消肿、止痛等对症治疗后症状缓解出院，后患者渐感疼痛加重伴左膝关节肿胀，行走时间歇性跛行，疼痛呈持续性钝痛，可忍受，为求进一步诊治，遂来医院就诊，门诊行相关检查后，以"膝关节损伤（左侧）"收入院。患者自发病以来，神志清，精神可，睡眠可，饮食可，二便如常，近期体重无明显变化。

既往史：平素身体健康状况一般，否认"高血压、糖尿病"等病史，否认"冠心病、慢阻肺"病史，否认"肝炎、结核、伤寒"等传染病史。曾于10余年前行阑尾切除术、剖宫产术，2年前行肌腺瘤剔除术，1年前行左侧卵巢囊肿手术（具体不详）。否认其他外伤、输血史。否认食物、药物过敏史。预防接种史不详。

个人史：否认疫区生活史，否认动物密切接触史，否认吸烟、饮酒史。无特殊嗜好史，否认特殊化学品及放射线接触史。

家族史：家族中无类似病史及遗传病史。

检查：体温36.4℃，脉搏61次/分，呼吸18次/分，血压125/85mmHg。发育正常，跛行入室，自动体位，表情正常，言语流利，神志清楚，查体合作，步态正常，正力型体型。全身皮肤及黏膜无发绀、黄染、苍白，无皮疹。未见皮下出血。

毛发分布正常，皮肤湿度正常，弹性正常，无水肿，无肝掌，未见蜘蛛痣。全身浅表淋巴结未触及肿大。头颅外形正常，头皮正常。眼睑正常，眼球无凸出及凹陷、无斜视、震颤及运动障碍，双眼眼球正常，结膜正常，角膜透明，无溃疡。巩膜无黄染，双侧瞳孔等大等圆，左侧瞳孔直径3mm，右侧瞳孔直径3mm，对光反射及调节均正常。双耳耳郭外形正常，无畸形，双侧无乳突压痛，外耳道通畅，无分泌物。鼻外形正常，鼻中隔无偏曲，嗅觉正常，上颌窦与额窦无压痛，无鼻塞，无分泌物。口唇红润，口腔黏膜光滑，腮腺导管开口正常，伸舌居中，齿龈无红肿溢脓，牙齿排列整齐，双侧扁桃体无肿大，表面未见脓点，悬雍垂居中，咽无充血，声音正常。颈软，无抵抗感，气管居中，颈静脉充盈正常，肝颈静脉回流征阴性，颈动脉搏动正常，甲状腺未触及肿大。胸廓正常，呼吸节律正常，肋间隙正常，胸壁未见静脉曲张，无结节及肿块、胸壁无压痛，无胸骨扣痛。双乳房对称，未触及包块。呈腹式呼吸，呼吸运动正常，肋间隙未见明显异常。语颤正常，双肺未触及胸膜摩擦感，未触及皮下捻发感。双肺未闻及呼吸音异常，双肺未闻及干、湿啰音，未闻及胸膜摩擦音，双上肺语音传导未见明显异常。双肺叩诊呈清音。心前区无隆起，可见心尖搏动，心尖搏动位于第5肋间左锁骨中线内0.5cm，心前区无异常搏动。未触及心尖搏动，未触及震颤，无心包摩擦感。心界正常，心率61次/分，律齐，心音有力。各瓣膜听诊区未闻及病理性杂音，不可闻及额外心音，未闻及心包摩擦音。周围血管征阴性腹部正常，未见胃肠型及蠕动波。腹壁未见静脉曲张，脐部正常，腹式呼吸存在。腹部柔软，无液波震颤，无震水音，未触及腹部肿块。上腹未可及压痛，无反跳痛，无肌紧张。肝脏肋下未触及。胆囊肋下未触及。脾脏未触及。肾未触及。叩诊：肝浊音界存在，肝上界位于右锁骨中线第7肋间，移动性浊音阴性，双肾区无叩痛。肠鸣音正常，无气过水声，未闻及腹部血管杂音。肛门及外生殖器未查。脊柱及四肢详见专科检查。脊柱生理弯曲存在，无前凸、后凸及侧凸畸形，活动自如，各棘突无压痛及叩击痛。左侧膝关节肿胀，外观无明显畸形，无皮下瘀斑及色素沉着，浮髌试验弱阳性，半月板回旋挤压试验阳性，恐惧试验阴性，麦氏征阳性，Lachman试验及前抽屉试验阳性，左侧足背动脉搏动正常；右下肢无异常。双下肢肌力Ⅴ级，肌张力正常。双足各足趾活动自如，各足趾甲床充盈时间2s，其余肢体无异常，活动自如。生理反射存在，病理反射未引出。左膝关节平扫+DWI：左膝关节前交叉韧带部分撕裂（2级），内侧半月板后角损伤（2度），髌上囊及关节腔积液，关节周围皮下软组织水肿。左膝关节平扫+DWI：左膝关节前交叉韧带不全撕裂；内侧半月板前角撕裂；关节腔及髌上囊积液；髌下脂肪垫渗出。

> **诊断** ①膝内侧半月板损伤（左膝内侧前角）；②膝关节前十字韧带部分断裂（左侧Ⅲ级）。

二、诊疗经过

手术名称：左侧膝关节镜下滑膜清理+半月板修补成形术。

手术经过：麻醉满意后取仰卧位，碘附消毒右下肢，止血带止血300mmHg。术中屈曲左膝关节至90°，于内、外侧关节线上1～1.5cm，髌韧带内、外侧缘旁开约0.5cm，以尖刀取约0.8cm横行切口，切开支持带，当有落空感时撤出刀片，植入关节镜鞘和钝性套管针。将关节镜鞘和套管针推入膝的前外侧部分，伸直膝关节，同时将关节镜鞘向上移至髌上囊，取出套管针，插入30°关节镜。打开冲洗液，并打开光源。探查髌上囊。撤回关节镜至髌股关节。探查见关节腔内红色液体，滑膜充血、水肿，股骨内外髁关节面关节软骨未见明显损伤，前交叉韧带三度撕裂，连续性存在，后交叉韧带无损伤，连续性存在，外侧半月板前、后角未见明显损伤，内侧半月板后角三度撕裂，内侧半月板前角损伤。膝关节镜下大量冲洗液冲洗左膝关节腔，关节腔清洁后，刨削刀切除充血、水肿滑膜，清理关节腔后，使用高频电极修整成形，复位满意。冲洗左膝关节腔，排水鞘管抽吸冲洗液，缝合创口，加压包扎，松开止血带，并且进行膝关节可调式支具外固定。术程顺利，术中出血20mL。

术后处理措施：术后予以心电监护、血氧饱和度监测、氧气吸入，给予消肿、止痛、预防感染等对症处理，并予以患肢制动、抬高、冰敷，预防深静脉血栓形成。

术后注意事项：患肢抬高、制动，患肢冰敷，观察患者敷料有无渗出，观察患肢末梢血运、感觉等。

三、知识拓展

膝关节半月板损伤是一种以膝关节局限性疼痛，部分患者有打软腿或膝关节交锁现象，股四头肌萎缩，膝关节间隙固定的局限性压痛为主要表现的疾病。半月板损伤多由扭转外力引起，当一腿承重，小腿固定在半屈曲、外展位时，身体及股部猛然内旋，内侧半月板在股骨髁与胫骨之间，受到旋转压力，而致半月板撕裂。多数患者有明显外伤史。急性期膝关节有明显疼痛，肿胀和积液，关节屈伸活动障碍，急性期过后，肿胀和积液可自行消退，但活动时关节仍有疼痛，尤以上下楼、上下坡、下蹲起立，跑，跳等动作时疼痛更明显，严重者可跛行或屈伸功能障碍，部分患者有"交锁"现象，或在膝关节屈伸时有弹响。

半月板结构与功能特点使其成为膝关节内最易损伤的组织之一。引起半月板破裂的外力因素有撕裂性外力和研磨性外力两种。当膝关节处于轻度屈曲位并做内、外翻或向内、外旋扭运动时，半月板上面虽紧贴股骨髁部随之活动，但下面与胫骨平台之间形成扭转碾锉力极大，若动作突然，扭转碾锉力超过了半月板的承受能力，即可发生半月板撕裂损伤，如足球运动员急速奔跑时突然转身篮球运动员转身跳跃、铁饼运动员旋转投掷等。此外，长期蹲、跪工作，由于积累性挤压损伤，会加速半月板的退变，容易发生外侧半月板慢性撕裂性损伤。半月板损伤从部位分有前，后角撕裂。从形态分有边缘性撕裂、中心型纵形撕裂（如桶柄式撕裂，此型易套住股骨髁发生交锁）、横形撕裂（多在中部偏前，不易发生交锁）、水平撕裂等。

患者多有明确的膝部外伤或劳损史，特别是膝关节突然旋转的损伤；长期蹲位、跪位工作等职业的慢性损伤史。急性发病者，伤后膝关节疼痛剧烈，局部肿胀；慢性期主要症状是膝关节活动痛，行走中及膝关节伸屈活动时有弹响、交锁和关节滑落感。交锁现象：当行走或作某一动作时，伤膝突然被卡住交锁，不能屈伸，有酸痛感，若轻揉膝关节并做小范围的屈伸晃动，则多可解除交锁，恢复行走。检查时可发现膝关节间隙前方，侧方或后方有压痛点，屈伸功能障碍，后期出现股四头肌萎缩。半月板损伤可通过回旋挤压试验及研磨试验进行诊断，确定侧别和损伤部位。

诊断半月板损伤时，首先需了解初次损伤的时间、原因、疼痛部位，有无交锁、弹响，膝无力的程度，关节有无肿胀等；早期如何处理；是否存在打软腿等情况。其次认真地做回旋挤压试验及研磨试验是诊断的关键步骤，而侧向试验及抽屉试验等检查则对鉴别侧副韧带及交叉韧带存在与否是非常必要的。影像学检查中，X线平片对半月板损伤诊断意义不大，但有鉴别诊断意义，可以排除骨折、骨关节退行性改变、关节内游离体等其他病变。MRI或膝关节镜检查，对确定诊断，排除其他合并损伤，具有决定意义。

四、讨论分析

在日常生活中，膝关节半月板损伤是较为常见的一种骨科健康问题，其可对患者膝关节功能造成一定的影响。大量研究资料表明，该病在青少年群体中较为常见，由于受到疾病影响，患者半月板功能可出现相应的异常，基于此，其膝关节可伴有疼痛与肿胀等感觉，继而对患者的运动能力和生活质量造成不良影响。与此同时，如果病情比较严重，则患者的膝关节功能还会出现退化，这一点会导致患者落下残疾，会对患者以后的生活和工作埋下隐患。

在选择手术治疗方案的时候，大量研究结果表明，保守治疗的整体效果相对较差，实践表明，在保守治疗模式下，患者恢复速度较为缓慢且极易出现不良事件，这一点对于患者健康造成了一定的影响和危害。基于此，在很长一段时间里，对于膝关节半月板损伤患者，我国主要采用手术的方式进行治疗，其中，传统开放性手术可以帮助患者有效实现对于受损半月板的科学处理，其对于患者预后健康的恢复与膝关节功能的改善具有良好的辅助意义。

近年来，随着医疗研究工作的不断发展与深入，医生们对于膝关节半月板损伤患者的治疗方案进行了分析，并根据随访患者的结果评估了治疗方法的一些临床效果。在此过程中，传统开放手术虽然能够达到恢复半月板损伤的目的，但是其在治疗期间会患者造成一些额外的创伤，这些创伤相对较大，因此，患者容易出现感染流血等一些问题，从而增加了患者自己的内心负担和患者家庭的经济负担，这些对于患者综合治疗效果的改善都是很不利的。具体来看，开放手术的手术切口往往相对较大，其增加了患者膝关节的损伤程度，基于此，患者术后康复用时较长，且康复期间容易出现细菌滋生和感染的可能性，这一点不利于患者综合治疗目标的达成。为了应对这一问题，医生们对于患者治疗工作的开设方法进行了研究和梳理，其促进了新型治疗模式在临床过程中的应用与推广。在此期间，关节镜设备的提出和应用给医生们治疗患者疾病提供了相应的辅助。在结合关节镜对患者进行治疗的过程中，通过有效分析关节镜设备的应用方法，医生可以结合这一设备，在治疗期间更充分地了解患者膝关节半月板的损伤情况并制定与之相对应的治疗方案，其对于治疗工作针对性与精细化水平的提升具有重要的辅助意义。与此同时，在关节镜下手术这一模式下，医生可以利用关节镜进一步放大术野，从而有效实现对于患者关节腔内病变情况的密切观察，这一点可以让医生更好地了解患者关节腔的实际情况，并有效调整护理工作的侧重点和手术操作的内容，其可以进一步降低手术对患者造成的创伤并提升手术治疗的精准度。与此同时，在治疗期间，该模式有效推动了微创理念，在手术治疗过程中的引入和应用，其有利于帮助医生充分降低手术对于患者造成的额外伤害，其有利于促进患者术后健康的恢复。在治疗过程中，通过积极利用关节镜变换角度的方式对手术进行辅助，医生可以更好地评估患者病情并及时调整手术内容和侧重点，其对于患者治疗工作综合质量的提升具有良好的促进意义。

从手术治疗工作的角度来看，关节镜下手术这一术式的提出进一步拓展了膝关节半月板损伤患者的治疗方式和路径，其有助于确保治疗工作水平的提升和充分优化，对于患者病情的改善具有良好的促进意义。此外，这一模式还可以有效减少手术对患者造成的创伤，有利于实现患者软骨面的保护。在应用关节镜进行手术治疗时，该设备可以使医生看到更多肉眼无法观察到的组织结构，从而提升了诊治工作的综合效率与准确率，对于患者病情的充分优化很有帮助。在患者治疗过程中，关节镜手术可以减轻患者的创伤，无形中缩短了患者术后康复时间，这一点对于患者术后膝关节功能与生活自理能力的恢复具有重要的辅助价值。从患者的角度分析，该手术模式对患者造成的创伤较小。对此，大量研究资料的研究结果也证实了这一观点，由此证明，关节镜下手术可以帮助膝关节半月板损伤患者更好地实现病情的科学控制。

病例 ❿ 右膝前交叉韧带损伤

一、病例简介

患者，男，33岁，程序员，2024年1月29日入院。

主诉：扭伤右膝关节疼痛肿胀活动受限2年，加重半个月。

现病史：2年前下楼梯时扭伤右膝关节，即感右膝关节疼痛，伴肿胀及活动受限，未特殊治疗。半个月前再次扭伤右膝关节，闻及响声，伴活动受限。就诊医院行MRI检查提示"右膝前交叉韧带断裂，内侧半月板撕裂"，建议手术治疗。遂以"右膝关节前交叉韧带损伤、内侧半月板损伤"为诊断收入院。受伤以来，神志清，精神可，饮食、睡眠可，二便调。

既往史：否认"高血压、糖尿病、冠心病"等慢性病史。否认"乙肝、结核、丙肝"等病史。否认其他手术外伤史。

个人史：生于原籍，无外地长期居住史。否认疫区、疫水接触史，否认毒物、粉尘、放射性物质接触史。无冶游史。否认烟酒嗜好。

家族史：家族中无类似病史及遗传病史。

检查：体温36.5℃，脉搏80次/分，呼吸20次/分，血压130/85mmHg，身高175cm，体重70kg，BMI 23kg/m²。发育正常，体型适中，营养中等，神志清楚，对答切题，步入病房，自主体位，查体合作。全身皮肤黏膜无苍白、发绀、黄染、出血点、皮疹，皮肤弹性好。全身浅表淋巴结无肿大。头颅无畸形，结膜无充血，巩膜无黄染，角膜透明，双侧瞳孔等大等圆，直接、间接对光反射灵敏，双侧角膜反射存在，眼球各向运动无障碍。耳郭无畸形，外耳道通畅，未见异常分泌物，乳突无压痛，双耳听力粗测无障碍。鼻外形正常，鼻中隔未见明显偏曲，鼻腔未见异常分泌物。口唇红润，牙齿排列整齐，伸舌居中，咽无充血，扁桃体无肿大。颈软、无抵抗，活动不受限。气管居中，甲状腺无肿大。胸廓双侧对称，双侧呼吸动度一致，胸廓挤压痛阴性。双肺呼吸音清，未闻及干、湿性啰音。心前区未见异常隆起或凹陷，心音有力，心率不快，心律齐，各瓣膜听诊区未闻及病理性杂音、额外心音、心包摩擦音。腹部平坦，触软，无肌紧张，全腹无压痛及反跳痛，腹部叩诊呈鼓音，肝区叩击痛（－），移动性浊音（－），肠鸣音约5次/分，未闻及气过水声。肛门外生殖器无异常。脊柱生理弯曲正常，脊柱无叩痛，各向活动不受限。腹壁、肱二头肌腱、跟腱、膝腱反射正常，踝阵挛Hoffmann征、Babinski征未引出。

专科检查：右膝关节无明显内外翻畸形，局部皮肤色泽正常，皮温不高，浮髌征阳性，髌骨研磨试验阴性。膝关节内外稳定性可，右膝关节活动度，伸0°，屈120°，伸直位及屈曲30°位侧方应力试验阴性，dial test（－），Lachman征（＋），前抽屉试验（＋），台阶感存在，后抽屉试验阴性，Pivot shift（＋）。双侧足背及胫后动脉搏动可触及，末梢血运、感觉、运动良好。

辅助检查：双下肢等长，关节在位，骨质结构完整，力线位于膝关节中心附近，髌骨居中，右侧MPTA 87°，右平台tibial slope 6.7°。

诊断　①右膝前交叉韧带损伤；②右膝内侧半月板损伤。

二、诊疗经过

入院后完善相关检查，手术禁忌证排除后给予行"关节镜下右膝关节探查清理、内侧半月板缝合、取自体腘绳肌8股编织缝合重建前交叉韧带术、前外侧韧带加强术"。

术后给予抗炎、抗凝、活血镇痛治疗，同时积极进行下肢康复锻炼，患者拆线后好转出院。

三、知识拓展

膝关节前交叉韧带（anterior cruciate ligament，ACL）是维持膝关节稳定的重要解剖结构，为维持胫骨与股骨连接的韧带，可限制胫骨过度前移和胫骨的旋转，是膝关节前向稳定的一级结构和膝关节内旋、内外翻的二级结构。

前交叉韧带起自股骨部间窝的外侧面后部，向前、向内、向下穿过关节腔止于胫骨髁前方。长32~38mm，韧带中部最窄，其横断面积男性平均为44mm²，女性平均为36mm²，前交叉韧带的血供主要来源于膝中动脉。根据前交叉韧带止点的位置和韧带紧张度在伸屈过程中的差异，将前交叉韧带大致分为前内侧束（AM）和后外侧束（PL）。AM始于股骨起点的后上部分和止于胫骨终点的前内侧部，PL始于股骨起点的前下部分和止于胫骨终点的后外部分。AM在屈膝时紧张，PL在伸膝时紧张。前交叉韧带这种走行和松紧状态的改变具有限制膝前移、内旋、内外翻及过伸的多种作用。AM主要限制膝关节前后移动，PL主要限制膝关节旋转移动。

四、讨论分析

ACL新鲜损伤多合并有外侧半月板的损伤，外侧半月板是膝关节稳定的次级结构，一个完整的外侧半月板对膝关节的前外侧旋转具有重要作用，当外侧半月板根部损伤时，不能限制ACL损伤所导致的旋转不稳定，轴移试验高度阳性，若不处理，不利于重建前交叉韧带的保护。ACL重建术中常规探查外侧半月板根部，若发现根部损伤，给予修复。若为放射状撕裂，给对边缝合；若为根性损伤，给予止点重建。

ACL损伤多合并其他损伤，比如胫骨平台骨折、后交叉韧带损伤、后外侧结构损伤、内侧副韧带损伤，治疗时需一同处理，避免漏诊、误诊，避免重建前交叉韧带重建后的失效。

　　前交叉韧带重建术后常规适用铰链型膝关节支具固定，早期进行股四头肌肌力锻炼、推移髌骨，1周后主动进行膝关节屈曲活动，4周内要求屈膝到90°，可以完全负重，当合并半月板损伤缝合后完全负重时间延长到6～8周。

　　由于8股肌腱在制备过程中需要对腘绳肌肌腱进行两次对折，其总长度变短，术中要求移植物股骨侧及胫骨侧均采用悬吊固定的方法。推荐移植物股骨隧道内的长度一般在15～20mm，关节内部移植物的长度在30mm左右，胫骨隧道内移植物长度同样在15～20mm。这样，移植物总长度则在6～7cm，这就要求腘绳肌肌腱的总长度在24～28cm。既往文献报道，大部分ACL损伤患者腘绳肌肌腱的总长度均能满足制备成8股移植物的条件。因此，该技术是一种可行性较高的手术技术。

病例 ⑪　左侧腘窝囊肿

一、病例简介

患者，女，54岁，农民，2023年10月16日。

主诉：左膝关节疼痛伴活动受限半月余。

现病史：患者于入院前半个月，无明显诱因出现左膝关节疼痛，活动明显受限，无寒战、发热，无恶心、呕吐，无心悸、心慌，无黑蒙、抽搐。患者未予以重视，未给予特殊处理，上述症状未见明显加重，现患者为求进一步诊治，故来医院门诊就诊，门诊医生行相关查体后，遂以"腘窝囊肿（左侧）"收入院，病程中患者神志清，精神可，饮食、睡眠可，二便正常。

既往史：患者既往体健，否认"糖尿病、冠心病"等慢性病史，否认"肝炎、结核、菌痢"等传染病史，预防接种史不详，"高血压"病史7年余，最高可达150/100mmHg，规律口服药物治疗，控制效果尚可，否认手术史，无外伤史，无输血史，无梅毒、艾滋病等性病史。无局部病灶史，无药物过敏史，无食物过敏史，否认下肢深静脉血栓史。

个人史：否认长期外地居住史。否认血吸虫病疫水接触史，否认疫区生活史，否认到过其他地方病或传染病流行地区及其接触史，否认烟酒及其他不良嗜好，否认工业毒物、粉尘、放射性物质接触史，否认冶游史。绝经前月经规律，无异常痛经史，无异常流血史，无异常白带史。

家族史：父母已故（逝因不详），否认家族性遗传病史。

检查：体温36.4℃，脉搏74次/分，呼吸20次/分，血压92/68mmHg。

发育正常，营养中等，步入病房，主动体位，表情自然，言语流利，疼痛病容，神志清楚，查体合作。全身皮肤及黏膜无发绀、黄染、苍白，无皮疹。未见皮下出血。全身浅表淋巴结未触及肿大。头颅及五官未见明显异常，双侧瞳孔等大等圆，瞳孔直径3mm，对光反射及调节均正常。双耳耳郭外形正常，无畸形，双侧无乳突压痛，外耳道通畅，无分泌物。鼻外形正常，鼻中隔无偏曲，上颌窦与额窦无压痛，无鼻塞，无分泌物。口唇红润，口腔黏膜光滑，伸舌居中，双侧扁桃体无肿大，表面未见脓点，悬雍垂居中，咽无充血，声音正常。颈软，无抵抗感，气管居中，颈静脉充盈正常，肝颈静脉回流征阴性，颈动脉搏动正常，甲状腺未触及肿大。胸廓无畸形，双肺未闻及呼吸音异常，双肺未闻及干、湿啰音，未闻及胸膜摩擦音。双肺叩诊呈清音。心前区无隆起，可见心尖搏动，心前区无异常搏动。未触及震颤，无心包摩擦感。心界正常。心率74次/分，律齐，心音有力，各瓣膜听诊区未闻及病理性杂音，未闻及心包摩擦音。腹平坦，无反跳痛，无肌紧张。肝脏肋下未触及。Murphy（−）。脾脏未触及。移动性浊音阴性，双肾区无叩痛。肠鸣音正常，无气过水声，未闻及腹部血管杂音。肛门及外生殖器未查。脊柱及四肢见专科检查。生理反射存在，病理反射未引出。跛行，脊柱外观无畸形，腘窝处可触及5cm×3cm大小质软，界限清晰的囊性肿物，左膝关节轻度肿胀，肤色正常，无发红，无青紫，皮温正常，左小腿皮肤感觉正常，左膝关节周围皮肤软组织无触痛、压痛，左膝关节内侧间隙压痛（−），外侧间隙压痛（−），左膝关节未闻及骨擦音，未扪及骨擦感，伸膝痛（−），屈膝痛（−）；髌骨活动度可，左膝关节ROM：伸直−5°，屈曲90°，余关节活动自如。腓侧方应力试验（−），麦氏试验（−），前抽屉试验（−），Lachman试验（−）；过伸试验（−），过屈试验（−），内侧半月板挤压试验（−）。左足背动脉搏动良好，末梢血运良好，末梢毛细血管充盈时间约2s，左踝关节活动度灵活，左侧拇趾背伸跖屈有力，下肢肌力正常，肌张力正常。双侧下肢血管超声示：①双下肢动脉硬化；②双下肢深静脉声像图及彩色血流未见明显异常；③左侧腘窝囊肿。

诊断 ①腘窝囊肿（左侧）；②高血压2级（高危）；③冠状动脉粥样硬化性心脏病。

二、诊疗经过

手术名称：膝关节镜下滑膜清理+腘窝囊肿切除术。

手术经过：①麻醉满意后取仰卧位，碘附消毒左下肢，止血带止血337.5mmHg；

②术中屈曲左膝关节至90°，常规建立前内、前外侧入路，插入关节镜探查关节腔，见关节腔内滑膜增生，股骨内髁软骨Ⅱ度损伤，内侧半月板游离缘磨损毛糙，稳定性正常；外侧半月板及骨面正常，前后交叉韧带连续性及张力正常；膝关节镜下大量冲洗液冲洗左膝关节腔，关节腔清洁后，刨削刀切除充血、水肿滑膜，清理关节腔后，后自前外入路将关节镜自后交叉韧带及股骨内髁间隙插入后内侧关节腔，建立高位后内侧入路后插入刨刀打开后关节囊薄弱区，建立低位后内侧入路后植入关节镜，刨刀打开腓肠肌内侧头及半膜肌之间的间隙，发现囊腔内充满黄色液体，囊腔分隔，刨刀切除囊壁后冲洗关节腔，排水鞘管抽吸冲洗液，关节腔注射倍他米松后，缝合创口，加压包扎，松止血带；③术程顺利，手术历时约60min，术中出血少量。

三、知识拓展

腘窝囊肿又名贝克（Baker）囊肿，是腘窝深部滑囊肿大或膝关节滑膜向后膨出的总称。腘窝囊肿多数来自腓肠肌内侧滑囊或半膜肌滑囊，位置较深且多与关节腔相连。本病的发生与膝关节内压力升高致使关节囊在薄弱处突出有关，实际为关节囊后疝。

显微镜下可分为4类：①纤维囊肿：囊壁厚1~2mm，含有大量透明纤维组织，内壁衬以内皮细胞，可见到米粒体，很少见到炎性反应；②滑膜囊肿：囊壁纤维成分较少，含有孤立的岛状透明蛋白，内壁为方形或柱状滑膜细胞并有绒毛形成；③炎性囊肿：囊壁为纤维组织，有不同程度的炎症细胞浸润，内壁为无定形的细胞，而盖以纤维素性渗出物，可找到软骨组织小区；④移行囊肿：此型介于纤维型与滑膜型之间，囊壁可见到巨细胞、泡沫细胞及含铁血黄素。病理改变与囊肿的来源无关，即不通关节者可有滑膜细胞，而通关节者可以为纤维组织。

主此病诉开始为腘窝内隐袭性肿胀，伴有机械性伸膝或屈膝运动障碍。除因张力而有轻微疼痛外，本身疼痛并不剧烈。关节内的基本病变可有不同程度的疼痛。偶尔发现由肿胀阻碍静脉回流，导致的膝关节以下小腿水肿。腘窝囊肿在膝伸直时，张力变大，触之变硬；膝屈曲时，张力变小变软。检查时，患者俯卧，患足伸至检查台末端之外，膝关节做最大限度的伸直，检查囊肿肿胀最为明显。少数患者在关节腔与囊肿腔之间有一种瓣膜性的连接，在膝关节做快速的屈伸运动后，囊肿即可膨胀。被动屈伸膝关节，也可有同样的现象。膝充分伸直，瓣膜孔关闭，肿胀一直不退；膝屈曲，用手加压按摩囊肿，可使积潴在囊肿内的液体流回关节腔，囊肿变瘪。囊肿的实际体积常比触诊估计的体积更大。

四、讨论分析

腘窝囊肿的治疗分为保守治疗与手术治疗，手术治疗分为关节镜微创切除及传统开放手术，手术方案需根据患者的要求及疾病分型而决定。传统开放手术切除腘窝囊肿优点在于操作技术简单、学习曲线短、手术费用低；但切口大，影响美观、术后复发率高。关节镜微创切除腘窝囊肿的优点在于微创、切口小、恢复快，可同时探查膝关节内情况，处理关节内半月板、软骨等其他病损；但操作技术要求高、学习曲线长、手术费用高。目前，关节镜微创治疗腘窝囊肿是最常用的方法，可解决膝关节内的其他病损情况，较传统切开治疗腘窝囊肿复发率低。为避免损伤腘血管和胫神经，手术操作均应于腓肠肌内侧头内侧进行；切除囊肿内壁时，当暴露皮下脂肪组织时应及时停止，以免损伤神经或皮肤。如采用关节镜下前外侧加单后内侧入路切除腘窝囊肿，往往出现关节镜无法从前外侧进入后内侧的情况，尤其是对于髁间窝狭窄的患者。相较前外侧加单后内侧入路，关节镜下双后内侧入路的优势在于关节镜无髁间窝的骨性阻挡，视野清晰范围大且操作灵活。采用4字位操作，屈膝后腘窝囊肿向前靠近，更易切除，还可屈伸关节看到不同术野。

综上所述，双后内侧入路关节镜下腘窝囊肿切除治疗膝关节腘窝囊肿，具有创伤小、恢复快、手术时间短、术后疼痛轻、膝关节功能好、复发率低的优点，临床疗效满意。

病例 ⑫ 右侧髌骨习惯性脱位

一、病例简介

患者，女，15岁，学生，2022年10月10日入院。

主诉：右侧髌骨反复外脱位5年。

现病史：5年前患儿活动后出现右侧髌骨脱位，伸直后感觉髌骨自行复位，于当地医院检查示，髌骨脱位，给予休息，减少活动。5年来屈曲活动后右侧髌骨均出现脱位，不能跑跳、扭转膝关节，保守治疗无效。3个多月前行核磁共振检查示，右髌骨明显外移，右膝上囊及关节腔积液，半月板及韧带形态信号可，建议手术治疗。今为求治疗来院就诊，经检查后以"习惯性右侧髌骨脱位"为诊断收入院。近来，神志清，精神可，饮食、睡眠可，二便调。

既往史：否认"高血压、糖尿病、冠心病"等慢性病史。否认"乙肝、结核、丙肝"等病史。否认其他手术外伤史。

个人史：生于原籍，否认长期外地居住史。否认血吸虫病疫水接触史，否认疫区生活史，否认到过其他地方病或传染病流行地区及其接触史。

家族史：否认家族性遗传病史。

检查：体温36.5℃，脉搏80次/分，呼吸20次/分，血压120/75mmHg，身高163cm，体重45kg，BMI 17kg/m²。发育正常，体型偏瘦，营养中等，神志清楚，对答切题，步入病房，自主体位，查体合作。全身皮肤黏膜无苍白、发绀、黄染、出血点、皮疹，皮肤弹性好。全身浅表淋巴结无肿大。头颅无畸形，结膜无充血，巩膜无黄染，角膜透明，双侧瞳孔等大等圆，直接、间接对光反射灵敏，双侧角膜反射存在，眼球各向运动无障碍。耳郭无畸形，外耳道通畅，未见异常分泌物，乳突无压痛，双耳听力粗测无障碍。鼻外形正常，鼻中隔未见明显偏曲，鼻腔未见异常分泌物。口唇红润，牙齿排列整齐，伸舌居中，咽无充血，扁桃体无肿大。颈软、无抵抗，活动不受限。气管居中，甲状腺无肿大。胸廓双侧对称，双侧呼吸动度一致，胸廓挤压痛阴性。双肺呼吸音清，未闻及干、湿性啰音。心前区未见异常隆起或凹陷，心音有力，心率不快，心律齐，各瓣膜听诊区未闻及病理性杂音、额外心音、心包摩擦音。腹部平坦，触软，无肌紧张，全腹无压痛及反跳痛，腹部叩诊呈鼓音，肝区叩击痛（−），移动性浊音（−），肠鸣音约5次/分，未闻及气过水声。肛门外生殖器无异常。脊柱生理弯曲正常，脊柱无叩痛，各向活动不受限。腹壁、肱二头肌腱、跟腱、膝腱反射正常，踝阵挛 Hoffmann 征、Babinski 征未引出。双膝关节无明显内外翻畸形，局部皮肤色泽正常，皮温不高，浮髌征阴性，右侧髌骨外移活动明显增大，双侧恐惧试验阳性。膝关节内外稳定性可，膝关节活动度，左伸−5°，屈130°，右侧−5°，屈130°，右膝关节每次弯曲髌骨均脱于外侧，伸直位Q角20°，屈曲位髌骨脱位Q角无法测量。Lachman征阴性，抽屉试验及麦氏征阴性。双侧足背及胫后动脉搏动可触及，末梢血运、感觉、运动良好。双下肢全长双下肢等长，关节在位，骨质结构完整。CT平扫双侧股骨内踝圆钝，踝间窝变浅，髌骨向外侧明显移位，以右侧为著，右侧髌骨骨质结构欠规则，内侧缘骨皮质欠光整，左侧髌骨骨质结构可，双侧髌股关节对应关系失常。TT-TG值左侧17mm，右侧21mm；右侧髌骨caton指数0.8；股骨前倾角10°，磁共振平扫（3.0T）右髌骨明显外移，右膝髌上囊及关节腔积液，半月板及韧带形态、信号可。

> **诊断** 右侧髌骨习惯性脱位。

二、诊疗经过

入院后完善相关检查，手术禁忌证排除后行"关节镜下右膝关节探查清理、髌骨外侧松解、股外侧肌延长，髌骨成型、胫骨结节近端内侧移位、内侧髌股韧带重建术"，术中图片见图2-4～图2-6。术后抗炎、抗凝、活血镇痛治疗，同时积极进行下肢康复锻炼，患者拆线后好转后出院。

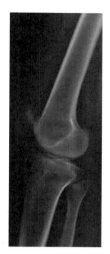

图 2-4

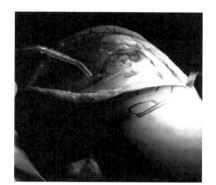

图 2-5

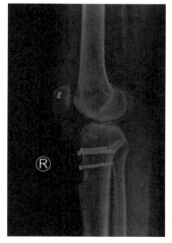

图 2-6

三、知识拓展

习惯性髌骨脱位又被称为随意性髌骨脱位，是一种在膝关节骨性解剖结构异常及肌力不平衡基础上出现的一种发育畸形，其病理改变多为股四头肌外侧头挛缩、内侧髌股韧带薄弱、股内侧肌萎缩、平骨外侧组织挛缩，其他骨性发育不良或畸形如低位髌骨、股骨滑车窝发育低平、膝外翻、胫骨结节外偏等异常解剖形态。这些膝关节解剖异常形态的存在，尤其是股四头肌外侧头的挛缩会使得膝关节外向合力增大，决定了在屈曲过程中髌骨会承受过多向外的应力，故髌骨在屈曲过程中存在向外脱位的倾向。

四、讨论分析

成年人习惯性髌骨脱位的手术治疗主要是针对病理脱位机制逐一纠正，包括：

外侧软组织广泛松解（涉及髂胫束、外侧支持带、股外侧肌腱）、胫骨结节截骨近端移位（可以有效地延长伸膝装置纠正股四头肌挛缩，近端过多移位时容易造成伸膝迟滞，保证疗效的情况下尽量减少移位）、髌股内侧韧带重建、股骨去旋转截骨（股骨过度前倾．膝外翻过大时使用）、胫骨去旋转截骨（胫骨过度外旋时可酌情使用）、滑车成形（慎用）。

膝关节外侧软组织松解时，多数患者由于病程较长，骨外侧结构挛缩，髌骨与髂胫束存在异常连接和股四头肌外侧头的短缩造成伸膝装置过短。在术前根据患者脱位情况及外侧组织的紧缩程度可大致确定松解范围，术中松解时从髌骨外侧支持带开始，尽量达到膝关节外侧软组织广泛彻底的松解，每次松解一部分组织结构，过程中需不断对髌骨的复位情况进行观察评估，直至髌骨复位满意。若髌骨复位仍不能满意、伸膝装置过短，则给予行胫骨结节上移、内移，具体移多少视术中复位情况而定，近端移位尽量不要太多，以免出现术后伸膝迟滞。膝关节内侧髌股韧带是髌骨内侧稳定结构，其对限制髌骨外向脱位倾向具有非常重要的作用，对于习惯性髌骨脱位，内侧髌骨股骨韧带重建是手术的最后一个环节。应当注意，重建韧带之前，应当进行充分的伸膝装置延长和松解，保证髌骨在全范围屈伸活动时均处于中立位。否则，仅仅通过MPFL矫正髌骨向外侧脱位容易造成手术失败。经过上述处理，基本可处理绝大多数习惯性髌脱位。旋转截骨只有在股骨过度前倾、膝外翻大于10°、胫骨过度外旋时才考虑使用。

病例 ⑬ 右侧髌骨复发性脱位

一、病例简介

患者，女，19岁，学生，2022年7月29日入院。

主诉：扭伤致右膝前方不稳感9年。

现病史：患者于就诊前约9年因运动扭伤致右膝活动受限、伴髌骨外脱位感，于当地医院行X片检查，诊断右髌骨脱位，保守治疗。9年来轻微活动后反复脱位，约100次/年，可自行复位，复位后感关节明显不适，保守治疗无效。经门诊医师检查后以"右侧髌骨复发性外脱位"为诊断收入院。近来，神志清，精神可，饮食、睡眠可，二便调。

既往史：否认"高血压、糖尿病、冠心病"等慢性病史。否认"乙肝、结核、丙肝"等病史。否认其他手术外伤史。

个人史：生于原籍，否认长期外地居住史。否认血吸虫病疫水接触史，否认疫区生活史，否认到过其他地方病或传染病流行地区及其接触史。

家族史：否认家族性遗传病史。

检查：体温36.5℃，脉搏80次/分，呼吸20次/分，血压130/85mmHg，身高166cm，体重53kg，BMI 19kg/m^2。发育正常，体型适中，营养中等，神志清楚，对答切题，步入病房，自主体位，查体合作。全身皮肤黏膜无苍白、发绀、黄染、出血点、皮疹，皮肤弹性好。全身浅表淋巴结无肿大。头颅无畸形，结膜无充血，巩膜无黄染，角膜透明，双侧瞳孔等大等圆，直接、间接对光反射灵敏，双侧角膜反射存在，眼球各向运动无障碍。耳郭无畸形，外耳道通畅，未见异常分泌物，乳突无压痛，双耳听力粗测无障碍。鼻外形正常，鼻中隔未见明显偏曲，鼻腔未见异常分泌物。口唇红润，牙齿排列整齐，伸舌居中，咽无充血，扁桃体无肿大。

颈软、无抵抗，活动不受限。气管居中，甲状腺无肿大。胸廓双侧对称，双侧呼吸动度一致，胸廓挤压痛阴性。双肺呼吸音清，未闻及干、湿性啰音。心前区未见异常隆起或凹陷，心音有力，心率不快，心律齐，各瓣膜听诊区未闻及病理性杂音、额外心音、心包摩擦音。腹部平坦，触软，无肌紧张，全腹无压痛及反跳痛，腹部叩诊呈鼓音，肝区叩击痛（−），移动性浊音（−），肠鸣音约5次/分，未闻及气过水声。肛门外生殖器无异常。脊柱生理弯曲正常，脊柱无叩痛，各向活动不受限。腹壁、肱二头肌腱、跟腱、膝腱反射正常，踝阵挛Hoffmann征、Babinski征未引出。双膝关节明显外翻畸形，局部皮肤色泽正常，皮温不高，浮髌征阴性，右侧髌骨外移活动明显增大，右侧恐惧试验阳性，Q角13°。膝关节内外稳定性可，膝关节活动度：左伸0°，屈120°，右侧0°，屈120°，Jsign（+++）。Lachman征阴性，抽屉试验及麦氏征阴性。双侧足背及胫后动脉搏动可触及，末梢血运、感觉、运动良好。双下肢全长诊断意见，双下肢等长，关节在位，骨质结构完整，力线位于膝关节中心外侧，髌骨相对于股骨踝明显外移。CT平扫诊断意见，双侧股骨内踝间窝圆钝，髌骨向外侧明显移位，以右侧为著，双侧髌股关节对应关系失常。TT-TG值：左侧20mm，右侧20mm；右侧髌骨caton指数1.2；右侧股骨前倾角35°。Jsign（+++）。术前X线片见图2-7，术后X线片见图2-8、图2-9。

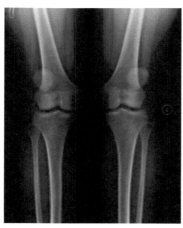

图2-7

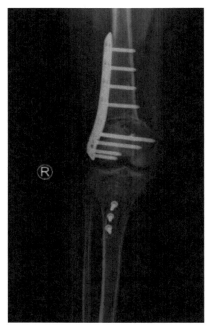

图 2-8

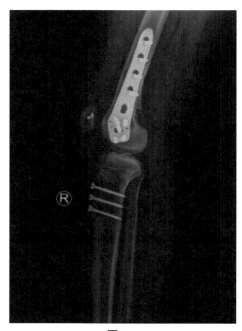

图 2-9

诊断　右侧髌骨复发性脱位。

二、诊疗经过

入院后完善相关检查，手术禁忌证排除后行"关节镜下右膝关节探查清理、髌骨外侧松解、胫骨结节内、远侧移位，股骨远端去旋转截骨、内侧髌股韧带重建术"，术后抗炎、抗凝、活血镇痛治疗，同时积极进行下肢康复锻炼，患者拆线后好转后出院。

三、知识拓展

复发性髌骨脱位是多见于青少年的一种疾病，外伤是导致髌骨一过性脱位常见的诱发因素，自然发病率大约0.12%。该病的常见发病因素有高位髌骨、创伤、Q角偏大、膝关节韧带松弛、膝关节滑车及股骨外髁发育不良等，其发病机制较为复杂，一旦延误治疗会加重髌股关节间磨损，晚期发生髌股关节创伤性关节炎，最终会影响患者日常生活及活动能力。

四、讨论分析

内侧髌股韧带重建在降低再脱位率、恢复患者生活质量和参与正常体育活动方面取得明显成功，内侧髌股韧带重建在治疗复发性髌骨脱位患者中，越来越受外科医生青睐。在过去研究中，无论是单一手术还是联合手术，在患者满意度和放射学评估方面，矫正髌股关节对合关系的手术策略都显示出较好的效果。髌股关节的一致性取决于股骨滑车的相对位置和髌骨轨迹、骨性结构和软组织的影响。骨性结构异常直被视为矫形手术的主要关注点，但对下肢旋转排列不良的意义一直被低估，股骨过度内旋转可能是导致髌骨脱位的主要危险因素，而这一点常常被低估。

病例 ⑭ 三踝骨折

一、病例简介

患者，男，38岁，包工头，2022年8月9日入院。

主诉：右踝关节肿胀、疼痛、畸形、活动受限5h。

现病史：患者5h前在外地干活时不慎自卡车滑落，右足着地，致右踝关节肿胀、疼痛、畸形，伴右踝关节活动受限，在当地医院行X线检查回示，右侧后踝骨折，右侧腓骨远端骨折，右踝关节脱位，右侧下胫腓关节分离。为求进一步治疗来院就诊，急诊给予行CT检查回示，右胫骨远端粉碎性骨折伴右踝关节脱位，右腓骨下段骨折、断端错位，周围软组织肿胀。急诊以"右侧后踝骨折，右侧腓骨远端骨折，右踝关节脱位，右侧下胫腓关节分离"为诊断收入院。发病以来，患者神志清楚，精神尚可，饮食一般，睡眠正常，体力正常，二便正常。体重无明显下降。

既往史：既往身体健康，否认"高血压、糖尿病、冠心病"等慢性病史。否认"乙肝、结核、丙肝"等病史。否认其他手术外伤史。

个人史：否认长期外地居住史。否认血吸虫病疫水接触史，否认疫区生活史，否认到过其他地方病或传染病流行地区及其接触史，否认烟酒及其他不良嗜好，否认工业毒物、粉尘、放射性物质接触史，否认冶游史。

家族史：否认家族性遗传病史。

检查：体温36.5℃，脉搏72次/分，呼吸17次/分，血压125/66mmHg，发育正常，营养良好，神志清楚，精神可，表情痛苦，抬入病房，被动体位，查体合作。全身皮肤黏膜正常无黄染，未见皮下出血点，未见皮疹。皮肤有弹性，未见明显水肿，全身浅表淋巴结无肿大及压痛。头部大小正常无畸形，五官端正。眼睑无浮肿、下垂及闭合不全，巩膜无黄染，结膜无充血、水肿，双侧瞳孔等大等圆，对光反射灵敏。耳郭正常无畸形，外耳道通畅，无异常分泌物，乳突无压痛。鼻外形正常无畸形，鼻腔通畅，无异常分泌物及出血，各鼻窦区无压痛。口腔无异味，口唇无发绀，口腔黏膜无溃疡，扁桃体无肿大，咽部无充血、水肿。颈软无抵抗，颈静脉无怒张，气管居中，甲状腺无肿大，未触及明显震颤，未及包块。胸廓对称无畸形，肋间隙正常，胸壁静脉无曲张。呼吸动度两侧对称，语颤正常，未触及胸膜摩擦感。两肺叩诊呈清音，两肺呼吸音清，未闻及干湿性啰音及胸膜摩擦音。语音传导两侧对称。心前区无隆起，心尖冲动正常，心尖冲动有力，搏动点位于左侧第五肋间锁骨中线内0.5cm，未触及震颤及心包摩擦感。叩心脏相对浊音界无扩大及偏移。心率72次/分，律齐，心音无强弱不等，各瓣膜听诊区未闻及病理性杂音，无额外心音，未闻及心包摩擦音。无异常周围血管征。腹部平坦，腹壁静脉不明显，未见肠形及蠕动波，触全腹柔软，无压痛、反跳痛，全腹未触及包块，肝脾肋下未触及，胆囊未触及明显异常，莫菲氏征（-）。叩全腹呈鼓音，移动性浊音（-），肝区及双侧肾区叩击痛（-）。肠鸣音正常，3次/分，未闻及振水音及血管杂音。肛门及生殖器无明显异常。脊柱正常无畸形，生理弯曲存在，棘突无叩击痛，活动自如。脊柱正常无畸形，生理弯曲减退，棘突无叩击痛。右髋部肿胀、疼痛、活动受限，右髋部可触及骨擦感，可阈及骨擦音。左侧肢体肌力0级，肌张力增高，右侧肢体肌力、肌张力正常，左侧鼻唇沟变浅，嘴角左偏，肱二头肌反射、肱三头肌反射及跟腱反射等生理反射存在，左侧Kernig征、Babinski征等病理反射阳性。右胫骨远端粉碎性骨折伴右踝关节脱位。右腓骨下段骨折、断端错位（图2-10）。

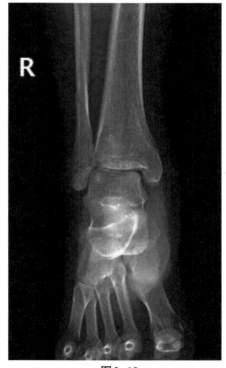

图2-10

诊断 ①右侧后踝骨折；②右侧腓骨远端骨折；③右踝关节脱位；④右侧下胫腓关节分离。

二、诊疗经过

右侧腓骨远端骨折、后踝骨折、下胫腓关节分离切开复位内固定术。术后X线片见图2-11。

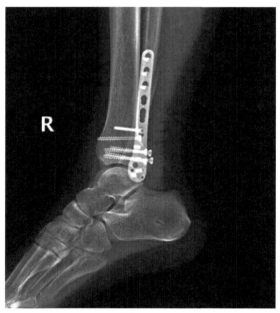

图2-11

三、知识拓展

三踝骨折（trimalleolar fracture）是指内、外踝及后踝同时骨折，系由于间接暴力引起。可分为外翻外展及内翻外旋两型。踝部疼痛、肿胀、淤血，有内翻或外翻畸形及功能障碍，有时伴有开放性骨折脱位。借助X线片可鉴别骨折类型。一般手法整复较困难。多行切开复位内固定术。

四、讨论分析

　　三踝骨折是一种病情较为严重的骨折，在踝关节内出现骨折，包含内踝、外踝以及胫骨远端部位的后踝合并骨折，出现三踝骨折时患者多伴随有韧带的损伤和关节脱位，三踝骨折患者多需要结合手术进行治疗，在对患者进行关节解剖复位的髁时调节好相应的力学关系。踝关节则为一个负重关节，对关节的功能有较高的要求，骨折块大小常常作为手术治疗的指征，许多研究报道了当骨折块大于关节面的25%时，或者移位＞2mm时需要进行固定。手术指征变得更加激进，通过解剖复位固定后踝骨折有很多优点：①恢复胫骨关节面的连续性，有利于后踝稳定；②恢复胫腓后韧带的完整性，有利于胫腓联合的稳定；③恢复腓骨切迹的完整性，有利于复位腓骨远端，尤其高位腓骨骨折。三踝骨折由于骨折类型复杂，皮肤条件常常较差，必须等皮肤出现褶皱才能手术，这导致骨折不能及时治疗而预后较差。有研究显示延迟手术会导致感染风险的上升。制定合理的手术方案，减少术中对软组织的激惹是重中之重，这有利于术后患者踝功能的最大恢复，可有效预防创伤性关节炎，术前完善相关检查，制定合理的治疗手段，优化患者术后康复进程。

病例 ⑮ 右踝关节距腓前韧带损伤

一、病例简介

患者，男，49岁，农民，2022年6月18日。

主诉：后右踝关节疼痛、肿胀3年。

现病史：患者于3年前不慎扭伤，后右踝关节疼痛、肿胀，此后患者踝关节疼痛及肿胀缓解不明显，长时间行走后肿胀加重并伴疼痛，偶有右踝关节扭伤，遂就诊，MRI检查示右踝关节积液、骨挫伤。

既往史：既往身体健康，否认"高血压、糖尿病、冠心病"等慢性病史。否认"乙肝、结核、丙肝"等病史。否认其他手术外伤史。

个人史：生于原籍，否认长期外地居住史。否认血吸虫病疫水接触史，否认疫区生活史，否认到过其他地方病或传染病流行地区及其接触史，否认烟酒及其他不良嗜好，否认工业毒物、粉尘、放射性物质接触史，否认冶游史。

家族史：父母已故（逝因不详），否认家族性遗传病史。

检查：右踝关节内侧压痛，前抽屉实验阳性，内翻应力实验阳性。右踝关节MRI：右踝关节外侧T_2高信号，伴有积液，距腓前韧带菲薄，连续性尚可，部分层面距腓前韧带缺如。

诊断 右踝关节距腓前韧带损伤。

二、诊疗经过

患者入院后完善术前检查，无手术禁忌证，在全身麻醉下行右侧距腓前韧带缝合修补术。术中采用延外踝远端弧形切口，在骨面部位切开伸肌支持带，显露距腓前韧带。在腓侧止点部位剥离距腓前韧带，用骨刀处理骨面做成粗糙面，打入带线锚钉两枚，紧缩缝合距腓前韧带，缝合伸肌支持带，缝合至皮肤，术毕。术后给予中立位石膏托或支具固定3周，3周后在医生指导下逐步进行功能锻炼。

术后随访：患者于术后3周、6周、9周、12周、6个月分别进行随访，并在医生指导下进行功能锻炼。术后3周进行非负重功能练习，包括韧带拉伸及非负重本体感觉练习；6周逐步进行负重功能练习；9周、12周根据患者恢复情况进行负重行走功能练习、慢跑及本体感觉练习；6个月可进行对抗性体育活动。

三、知识拓展

距腓前韧带损伤是急性踝关节损伤中常见的一种形式，一般与急性运动损伤、撞击或意外受损有关。若处理不善，发病后踝关节功能障碍，伴有不同程度的疼痛、肿胀等表现，严重困扰日常生活。对于本病，其治疗原则为恢复踝关节功能的协调性和稳定性，保障一切活动的顺利进行。现阶段医学界建议，根据韧带损伤的具体情况，选择合理的治疗方式，当出现韧带完全撕裂或保守无效时，需要借助手术治疗。Brostrom法是距腓前韧带损伤中常用的手术修复方式，经长期的临床实践及不断改良，修复后距腓前韧带的强度有了明显提高，更符合踝关节的正常生物力学。

四、讨论分析

由于距腓前韧带破裂的病理形式不同，医者一般根据其损伤程度来决定治疗方案，常用的治疗方法包括保守治疗和手术治疗2大类，其中单纯的距腓前韧带破裂通过石膏外固定、制动来治疗，可以恢复正常。但即使距腓前韧带愈合后，有一些患者仍可能存在滑膜炎、韧带疼痛性瘢痕。医学界认为，一旦急性踝关节损伤涉及韧带损伤，需要谨慎选择治疗方案。多数学者认同距腓前韧带是稳定踝关节最重要的韧带之一，当出现Ⅲ度损伤时，需要借助手术治疗。对于本病的手术方式多种多样，可分为重建术和修复术。

由于距腓前韧带在踝关节功能维持方面具有十分重要的作用，当踝关节损伤涉及距腓韧带时，其病情就显得相对复杂。有学者认为本病的恢复效果并非单一结局，需要综合考虑关节稳定性、协调性和运动功能等多个方面。目前合理修复距腓前韧带并提高强度，是减少距腓前韧带踝关节不稳的关键。医者对现阶段所有的手术术式进行深入探讨，分析其利弊。传统的Brostrom手术是一种解剖性的修复手术，具有术后康复快、并发症少等优势，通过断端重叠缝合以恢复外侧稳定性。随着手术舒适的改进，改良Brostrom手术通过将距腓前韧带重新固定在韧带止点处，固定效果更为可靠，具有更好的本体感觉，并发症少。

目前，改良Brostrom手术逐渐成为踝关节损伤的标准术式，通常推荐选择这种手术来进行治疗。此类术式操作简单、易于掌握，无须牺牲自体肌腱组织，从解剖学角度不仅恢复了膝关节外侧韧带的解剖结构和功能，还能促进关节稳定性和协调性，加速术后康复。

第三章

脊柱损伤病例精选

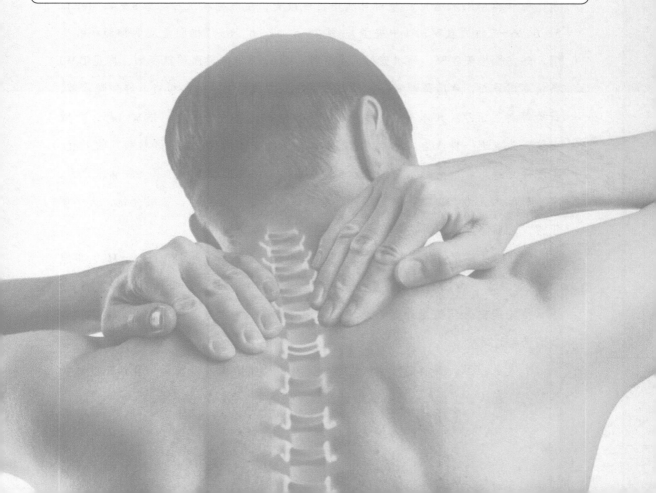

病例 ① 脊髓型颈椎病

一、病例简介

患者，男，66岁，农民，2023年8月3日入院。

主诉：颈肩部僵困伴活动受限1月余。

现病史：患者自诉2个月前在家中劳作后出现颈肩部僵困疼痛不适，经休息后症状无明显缓解，症状进行性加重，渐进出现右上肢酸困疼痛，双上肢麻木无力，双下肢麻木无力，以左下肢为著，伴有脚踩棉花感，无大小便失禁。遂至医院就诊，行颈椎MRI检查示：颈椎骨质退行性改变，生理曲度反弓。颈3～4、4～5、5～6、6～7椎间盘突出（中央型），颈4～5、5～6、6～7椎间盘双侧神经根孔变窄，继发性椎管狭窄。颈椎诸椎间盘变性。颈6～7椎体层面颈髓变细，内见T_2WI条状高信号影，考虑颈髓变性。颈4/5、5/6、6/7椎体对合面终板炎。经住院输液、针灸等对症治疗（具体不详）后症状缓解出院，出院后行针灸、推拿治疗，疗效欠佳，为求进一步诊治，患者遂来院就诊，医师查体阅片后以"颈椎病"收入院。入院症见：患者神清，精神欠佳，颈部僵困疼痛伴右上肢疼痛，双上肢麻木无力，双下肢麻木无力，以左下肢为著，伴有脚踩棉花感，食纳可，睡眠欠佳，大小便正常，近期体重未见明显减轻。

既往史：健康情况一般。高血压病史1年余，血压最高达180/110mmHg，口服"缬沙坦胶囊"控制血压，血压控制尚可。否认其他糖尿病、慢性胃炎等疾病史。否认传染病史。预防接种史不详。否认重大外伤及手术史。否认输血史。否认食物或药物过敏史。

个人史：否认吸烟史，否认饮酒史，常用药物为缬沙坦胶囊，否认工业毒物接触史，否认粉尘接触史，否认放射性物质接触史，否认冶游史。

家族史：否认家族性遗传病史。

检查：脊柱外观未见明显后凸及侧凸畸形，左颈肩部压痛，颈椎活动受限：前屈约60°、后伸约20°、左侧弯约50°、右侧弯约40°、旋转约50°，臂丛神经牵拉试验阴性，椎间孔挤压试验（+），左肩关节活动轻度受限，双上肢肌力Ⅳ级，双侧握力基本正常，双上肢肌力无明显改变。双侧肱二头肌、肱三头肌、桡骨膜反射可引出，霍夫曼征（−）。双下肢肌力Ⅴ级，肌张力无明显改变，双足及鞍区皮肤感觉无明显异常。双侧膝反射、跟腱反射正常。病理反射未引出，四肢血运良好。颈椎间盘CT平扫：$C_{3\sim4}$、$C_{5\sim6}$、$C_{6\sim7}$椎间后突出并$C_{4\sim5}$椎间盘右后突出，$C_{4\sim5}$、$C_{5\sim6}$、$C_{6\sim7}$层面椎管狭窄。颈椎退行性改变。MRI：$C_{3\sim4}$、$C_{5\sim6}$、$C_{6\sim7}$椎间盘变性、后突出，$C_{4\sim5}$椎间盘变性、右后突出，$C_{3\sim4}$、$C_{4\sim5}$、$C_{5\sim6}$、$C_{6\sim7}$平面椎管狭窄。$C_{6\sim7}$平面脊髓变性。C_4椎体下缘、$C_{5\sim6}$、$C_{6\sim7}$椎体相邻缘终板炎征象。颈椎退行性改变。颈部血管彩超：双侧颈动脉内中膜增厚；右侧锁骨下动脉起始处斑块形成；双侧颈内静脉、椎静脉超声未见明显异常。双上肢肌电图检测：双正中神双尺神经感觉神经传导速度减低；双正中神双尺神经运动神经传导速度减低；左正中神经、右尺神经F波传导速度减低。

> 诊断　①脊髓型颈椎病；②脊髓变性。

二、诊疗经过

入院予以完善相关检查，给予注射用盐酸罂粟碱（30滴/分）90毫克/次，静脉输液，1次/日；甘露醇注射液250毫升/次，静脉输液，1次/日；地塞米松磷酸钠注射液10毫克/次，静脉输液，1次/日。依托考昔片共5片，120毫克/次，口服，一次性；甲钴胺片共100片，0.5毫克/次，口服，一次性；颈痛颗粒共24袋，4克/次，口服，一次性，以抗炎止痛，营养神经。放射式冲击波疼痛治疗（RSWT），1次/日（颈部）。活血化瘀，通络止痛对症治疗。

手术方式：颈前路椎间盘切除减压、零切迹融合器植入术+颈椎后路单开门椎管减压术。

手术简要经过：患者全麻，麻醉满意后取俯卧位。常规消毒铺无菌术巾。以颈4、5、6为中心做纵形切口，长约6cm。依次切开皮肤、皮下组织、项韧带及项筋膜。定位针定位，确定椎体位置无误。分开两侧椎旁肌，充分显露两侧椎板至关节突部。切开$C_{3~4}$、$C_{6~7}$棘上、棘间韧带。左侧为开门侧，以磨钻、椎板咬骨钳咬除左侧椎板全板开门，对侧为门轴侧，以磨钻开V形骨槽，保留椎板内侧骨皮质。向对侧牵拉，开门侧逐渐达10~15mm，于椎板下方分离硬膜外粘连组织。向C_3、T_7做潜行减压。

术中见开门侧椎板与下方硬膜粘连明显，再于左侧依次钻孔，依次置3块钢板，一端固定于侧块（1枚螺钉），一端固定于棘突（1枚螺钉），检查固定牢靠。术中以冰盐水冲洗创腔预防颈脊髓损伤，反复冲洗伤口后在门轴侧植松质骨条一包。腔隙填塞明胶海绵。于切口左侧置放引流管1根。清点器械无误，逐层缝合伤口，敷料包扎。然后再将患者翻转至仰卧位，垫体位，颈部后伸并固定，术野常规消毒，铺无菌巾单。

透视定位$C_{4~6}$间隙，自右侧胸锁乳突肌内侧平甲状软骨上2cm向颈部正中做长约5cm横切口，切开皮肤，游离皮下，纵向切开颈阔肌，自胸锁乳突肌及胸骨舌骨肌间隙入路，经血管鞘及内脏鞘进入，显露椎前筋膜，切开后显露颈椎前纵韧带，拍片定位$C_{4/5}$、$C_{5/6}$椎间隙，牵开两侧颈长肌，显露$C_{4/5}$、$C_{5/6}$椎间盘，切除$C_{4/5}$、$C_{5/6}$椎间盘至后纵韧带，切除后纵韧带并咬除椎体后缘增生的骨赘，脊髓前方减压。椎间撑开器撑开$C_{4/5}$、$C_{5/6}$椎间隙，铰刀及刮匙清除椎间盘，刮至上下终板渗血，试模后置入零切迹融合器1枚（自体碎骨填充），术中拍片见椎间融合器、钉板位置及稳定性良好，术中出血少量，切口内生理盐水冲洗，放置引流条，逐层缝合切口，无菌纱布包扎伤口，术毕。颈托固定制动。术程顺利，输入自体回收血约300mL，过程顺利，术中无不良事件发生。术中清点敷料无误。术程顺利，麻醉满意。术后患者生命体征平稳，安返病房。

术后：①术后处理措施：予全麻术后护理常规，持续性；骨科护理常规，持续性；Ⅰ级护理（超过12h），持续性；6~8h后低盐低脂饮食，测血压，2次/日；

陪员1人；引流管引流，1次/日（负压，1根）；留置导尿，1次/日。心电监测；血氧饱和度监测；氧气吸入；予以注射用泮托拉唑钠40毫克/次，静脉输液，1次/日；甘露醇注射液250毫升/次，静脉输液，1次/日；地塞米松磷酸钠注射液10毫克/次，静脉输液，1次/日；注射用头孢唑林钠1克/次，静脉输液，3次/日；混合糖电解质注射液500毫升/次，注射用多种维生素（12）1支/次，静脉输液，1次/日；复方氨基酸注射液（14AA-SF）250毫升/次，静脉输液，1次/日；锝（^{99m}TC）亚甲基二磷酸盐注射液0.2微克/次，静脉输液，1次/日；吸入用乙酰半胱氨酸溶液0.3克/次，吸入用布地奈德混悬液1毫克/次，硫酸特布他林雾化吸入用溶液5毫升/次，雾化吸入，2次/日；肝素钙注射液5000IU/次，皮下注射，1次/日。嘱患者加强四肢及肺部功能锻炼；②术后复查：颈椎正侧位（张口正位）X线示，颈椎内固定术后，固定器在$C_{4~6}$椎体及附件内，固定器在位，$C_{6~7}$椎间隙变窄，诸椎体缘骨质增生，项韧带钙化。

三、知识拓展

脊髓型颈椎病（CSM）是由于脊柱退化导致脊髓病理性改变而引起颈脊髓功能障碍的一系列临床表现。目前这种病症是全世界成人脊髓功能障碍最常见的病因，也是55岁以上人群获得性痉挛性麻痹的最常见病因。由于CSM的患者任一或所有脊髓传导束都可能受影响，故其临床表现是十分多变的，症状和体征严重程度可从轴向颈痛和轻微的反射亢进到神经系统失代偿的四肢瘫。虽然目前还很难准确地估计CSM的发病率，但许多流行病学报道的结果可能已经接近疾病的发病率。

CSM的发病率随年龄的增长而增加，临床症状则多在35岁之后才出现。日本学者对由于CSM临床症状而住院患者研究报道显示，男性每年10万人中有29人入院，女性每年10万人中有15人入院。CSM的诊断往往被延误，常常可能被误诊为腕管综合征或颈神经根炎。考虑到早期诊断和治疗的重要性以及神经系统衰退的不可逆性，医学界应该对CSM的诊断提高警惕。

四、讨论分析

目前，手术是治疗CSM的主要手段之一，常用的手术方案包括颈前路减压植骨融合内固术、颈后路单开门椎管扩大成形术等。有研究发现颈前路减压植骨融合内固术治疗CSM时，会出现因手术视野受限导致减压不彻底及术后临近节段发生退行性改变等不足。而颈后路单开门椎管扩大成形术具有手术难度低、充分暴露视野、减压效果显著等优势。

在应对多节段CSM时，颈前路减压植骨融合内固术因其入路方案的局限性，导致术中暴露视野不彻底，进而不能够将椎体后方增生骨赘等异常组织完全暴露，导致减压不完全、增加损伤脊髓的风险及降低骨性融合率等。而颈后路单开门椎管扩大成形术因其入路的特点，能够清晰地暴露术中视野，使得整体操作更为简便、安全，利用开门、门轴等"弓弦原理"更为彻底地解除神经压迫和清除异常组织，同时还能够直接扩大椎管，使得脊髓漂移，完成对前方的减压。因此，针对多节段的CSM患者更应选择颈后路单开门椎管扩大成形术进行治疗。两种手术方案术后并发症发生情况比较差异无统计学意义，提示两种入路方案均具有较好的安全性。

病例 ❷　神经根型颈椎病

一、病例简介

患者，男，82岁，退休职工，2023年3月21日入院。

主诉：颈肩痛伴上肢麻木无力、活动受限5d。

现病史：患者自诉5d前晨起后出现颈肩部僵困疼痛不适，经休息症状无明显缓解，遂至社区医院就诊，予以"针灸、按摩"等对症治疗，疗效欠佳，颈肩痛症状进行性加重，渐进出现颈部活动受限、上肢酸困麻木，萎软无力感，伴胸闷心悸、头晕不适，下肢时有无力感，无束带感，严重影响患者日常生活及睡眠，为求诊治，患者遂来院就诊，医师查体后以"颈椎病"收入院。入院症见：患者神清，精神欠佳，颈部僵困疼痛伴肢体酸困麻木，颈椎活动受限，食纳可，睡眠欠佳，大便便秘，3～4d一次，小便频，色正常。

既往史：健康情况欠佳。患高血压、糖尿病20余年，血压最高160/95mmHg，血糖最高达24.8mmol/L，自服降压药、皮下注射胰岛素治疗（诺和龙50，12IU早晚各1次），自诉血压血糖控制可。时有心悸头晕不适，否认冠心病、慢性胃炎、慢性肾炎等疾病史。否认传染病史。预防接种史不详。十年前外伤致右肱骨近端骨折，未行手术治疗。一年前因T_{12}椎体压缩性骨折于医院行椎体成形术，否认其他重大外伤及手术史。否认输血史。自诉对氨苄西林素过敏，否认其他食物或药物过敏史。

个人史：否认吸烟史，否认饮酒史，职业为退（离）休人员，否认工业毒物接触史，否认粉尘接触史，否认放射性物质接触史，否认冶游史。

家族史：否认家族性遗传病史。

检查：脊柱外观未见明显后凸及侧凸畸形，颈肩部压痛，右侧为著，颈椎活动严重受限，臂丛神经牵拉试验阴性，椎间孔挤压试验（+），左肩关节活动轻度受限，双上肢肌力 V 级，双侧握力基本正常，双上肢肌力无明显改变。双侧肱二头肌、肱三头肌、桡骨膜反射可引出，霍夫曼征（–）。双下肢肌力 V 级，肌张力无明显改变，双足及鞍区皮肤感觉无明显异常。双侧膝反射、跟腱反射正常。病理反射未引出，四肢血运良好。颈椎DR：颈椎退行性改变。$C_{4\sim5}$、$C_{5\sim6}$、$C_{6\sim7}$椎间盘病变待排。颈椎MRI：$C_{3\sim4}$、$C_{5\sim6}$、$C_{6\sim7}$椎间盘变性、后突出，颈椎退行性改变，$C_{4\sim5}$、$C_{5\sim6}$、$C_{6\sim7}$相邻椎体缘终板炎征象。彩超检查（经颅TCD、颈部血管卒中筛查）：双侧颈动脉内中膜增厚伴斑块形成（多发）；右侧锁骨下动脉显示段斑块形成；无名动脉斑块形成；双侧颈内静脉、椎静脉超声未见明显异常；TCD：脑动脉硬化血流频谱（高阻型）。四肢肌电图：四肢多发性周围神经损害。

诊断 神经根型颈椎病。

二、诊疗经过

给予骨科护理常规，持续性；Ⅱ级护理（超过12h），低盐低脂糖尿病饮食，持续性；陪员1人，持续性；床旁葡萄糖测定，7次/日；测血压，2次/日。颈痛颗粒（1袋/次，3次/日）、依托考昔片（1片/次，1次/日）、巴氯芬片（1片/次，3次/日）、甲钴胺片（1片/次，3次/日）口服。注射用盐酸罂粟碱（30滴/分）90毫克/次，静脉输液，1次/日；甘露醇注射液250毫升/次，静脉输液，1次/日；锝（^{99m}TC）亚甲基二磷酸盐注射液0.2微克/次，静脉输液，1次/日，改善呼吸功能及颈肩部骨关节疼痛不适。嘱患者卧床休息、注意颈部保暖，避免久坐久站、提负重物及颈部剧烈运动。

三、知识拓展

神经根型颈椎病被定义为一种神经系统疾病，其症状是继发于颈神经根功能障碍而导致的一侧或双侧上肢放射性疼痛。临床上症状可表现为颈部和上肢的疼痛，合并感觉丧失、运动功能障碍或反射改变，与受累神经根走行和区域一致。颈椎间盘突出压迫或退行性关节炎刺激相应节段颈神经根而引起颈神经根功能障碍，所引起的疼痛区域往往为相应神经根所支配的皮节区或肌节区一致。

有一些基于人群的研究估计神经根型颈椎病的发病率，但这些研究的结果可能都低于真实的发病率。一项为期15年的研究显示男性神经根型颈椎病的发病率为107.3/10万，女性则为63.5/10万，高发年龄段为50～54岁，而其中因体力劳动或有创伤史而发病的患者只占15%。与神经根型颈椎病相关的危险因素包括吸烟、白色人种和老龄，许多基于人群的研究在神经根型颈椎病发病率是否有性别差异上存在争议，但大多数大数据研究都显示男性的发病率略高于女性。

四、讨论分析

颈椎间盘突出是引起神经根型颈椎病的常见病因，病史询问和体格检查是精确诊断的关键，在症状持续时间超过6周并早期出现较重肌力减弱，或那些出现危险信号预示有进一步病情发展的患者中，应该进一步行MRI或CT脊髓造影检查以明确诊断。非手术治疗和手术治疗都有长期较好的预后，手术治疗能更快地解决症状，根据具体的病灶位置，累及的节段数目和颈椎曲度情况，手术可以选择前路或后路两种方式进行。

病例 ③ 椎动脉型颈椎病

一、病例简介

患者，女，54岁，农民，2023年10月19日入院。

主诉：颈肩部僵困疼痛伴头晕恶1年余，加重2个月。

现病史：患者自诉1年前工作劳累后出现颈肩部僵困疼痛不适，经休息、颈部按摩后症状无明显缓解，症状进行性加重，渐进出现左上肢酸困疼痛，遂至医院就诊，行颈椎DR检查示：颈椎曲度直，颈椎骨质增生。经口服颈复康颗粒等治疗，症状仍无明显缓解，2个月前工作时患者自觉颈肩及左上肢疼痛症状明显加重，活动受限，无束带感，无下肢萎软无力，伴胸闷心悸、头昏不适，严重影响患者日常生活及睡眠，为求进一步诊治，患者遂来院就诊，医师查体阅片后以"椎动脉型颈椎病"收入院。患者神清，精神欠佳，颈肩部僵困疼痛伴左上肢疼痛，活动受限，食纳可，睡眠欠佳，大小便正常。

既往史：健康情况好。患高血压十余年，血压最高达140/100mmHg，自服沙库巴曲缬沙钠片、呋塞米片、螺内酯片治疗，自诉血压控制平稳，否认冠心病、糖尿病、慢性胃炎慢性肾炎等疾病史。否认传染病史。预防接种史不详。否认重大外伤及手术史。否认输血史。否认食物或药物过敏史。

个人史：否认吸烟史，否认饮酒史，常用药物为沙库巴曲缬沙钠片、呋塞米片、螺内酯片，否认工业毒物接触史，否认粉尘接触史，否认放射性物质接触史，否认冶游史。

家族史：否认家族性遗传病史。

检查：颈椎生理曲度变直，左颈肩部压痛，颈椎活动受限：前屈约60°、后伸约20°、左侧弯约50°、右侧弯约40°、旋转约50°，臂丛神经牵拉试验阴性，椎间孔挤压试验（+），左肩关节活动轻度受限，双上肢肌力Ⅴ级，双侧握力基本正常，双上肢肌力无明显改变。双侧肱二头肌、肱三头肌、桡骨膜反射可引出，霍夫曼征（−）。双下肢肌力Ⅴ级，肌张力无明显改变，双足及鞍区皮肤感觉无明显异常。双侧膝反射、跟腱反射正常。病理反射未引出，四肢血运良好。带颈椎DR：颈椎曲度直，颈椎骨质增生。颈椎MRI：$C_{4\sim5}$、$C_{5\sim6}$、$C_{6\sim7}$椎间盘变性、轻度后突出；颈椎骨质增生。

> **诊断**　①椎动脉型颈椎病；②颈椎间盘突出；③高血压2级（高危）。

二、诊疗经过

1. 积极完善相关检查，明确诊断。

2. 给予骨科护理常规，Ⅱ级护理（超过12h）；普食；陪员1人。

3. 予以甲钴胺片0.5毫克/次，口服，3次/日；依托考昔片120毫克/次，口服，3次/日，以止痛营养神经。

4. 提交科室讨论完善治疗方案。

5. 指导患者适当行腰部功能锻炼，调护、避风寒、畅情志、调饮食。

6. 经中西医结合保守治疗，患者颈肩痛等不适较入院时明显缓解。

三、知识拓展

椎动脉型颈椎病（CSA），是由于颈椎间盘退变失稳、错位、钩椎关节增生等因素，当头颈活动时刺激或压迫椎动脉及其周围的交感神经纤维，使椎动脉痉挛、狭窄引起椎−基底动脉供血不足。其常见临床表现为头痛、头晕，常可因颈部的突然旋转而加重，可伴耳鸣、耳聋等迷路症状，严重者可出现锥体束受累症状和共济失调。据统计，椎动脉型颈椎病发病率占颈椎病的40%~50%。随着现代低头工作方式的人群增多，加之电脑、空调的广泛使用，人们屈颈和遭受风寒湿的机会不断增加，椎动脉型颈椎病的发病率呈上升趋势，而发病年龄呈下降趋势。

四、讨论分析

椎动脉型颈椎病（CSA）为临床上的常见病，是由颈椎退行性病变引起的椎动脉血流障碍而导致脑供血不足，出现以眩晕等为主要症状的一系列症候群。西医治疗的主要机制是扩大椎间孔，减轻压迫，扩张椎动脉，如牵引可缓解椎间压力。药物治疗，药物有减轻血管痉挛的作用，可明显抑制颈内动脉与基底动脉的血管痉挛，改善前庭器官循环，但是也会有比较明显的不良反应，嗜睡和疲惫感最为常见，长期服用者会有抑郁症的可能及现椎体外系相关症状发生。手术介入治疗，方法有切除骨赘，消除对椎动脉的压迫与改善颈椎疼痛；椎动脉双侧外膜剥离术，可减少交感神经对椎动脉的支配作用，但由于其再生性，所以长期效果差；经皮激光椎间盘气化减压术，将髓核烧毁，达到减压、消炎、改善受压神经血液循环的目的，但也常伴发感染、热效应损伤等并发症。不仅如此，由于颈部神经线密集，一旦术中发生意外则易造成瘫痪。

病例 ④ 混合型颈椎病

一、病例简介

患者，男，67岁，农民，2023年4月19日。

主诉：头颈部僵困11月，伴右侧肢体麻痛半月。

现病史：患者自诉11月前无明显诱因下出现头颈部僵困疼痛不适，经休息、输液等治疗后症状无明显缓解，症状进行性加重，近半月来右侧肢体出现麻木疼痛、无力等不适症状逐渐加重，遂至当地医院住院，行颈椎MRI检查示：颈3、4～颈7、胸1椎间盘膨出，颈3/4、颈5/6左侧及颈$_{4/5}$右侧椎间孔狭窄。经口服甲钴胺、维生素B_1、盐酸曲唑酮片等治疗后，症状仍无明显缓解，患者下肢萎软无力，伴胸闷心悸、头晕不适，严重影响患者日常生活及睡眠，为求进一步诊治，遂来院就诊，医师查体阅片查看患者后以"混合型颈椎病"收入院。患者神志清，精神欠佳，食纳良好，夜寐安，二便调。

既往史：健康情况一般。患者自诉既往冠心病、颈部血管斑块病史，行冠状动脉PCI术后，哮喘病史长期口服药物（布地奈德福莫特罗吸入粉雾剂）控制。否认高血压、糖尿病、慢性胃炎等疾病史。否认传染病史。预防接种史不详。除冠状动脉支架植入术外否认其余重大外伤及手术史。否认输血史。否认食物或药物过敏史。其余系统回顾无异常。

个人史：吸烟史40年，15支/日，饮酒史40年，已戒酒3年。常用药物：阿司匹林肠溶片、瑞舒伐他汀钙片。否认工业毒物接触史，否认粉尘接触史，否认放射性物质接触史，否认冶游史。

家族史：否认家族性遗传病史。

检查：颈椎生理曲度变直，颈部棘突轻度压痛，颈椎活动受限：前屈约60°、后伸约20°、左侧弯约50°、右侧弯约40°、旋转约50°，臂丛神经牵拉试验阴性，椎间孔挤压试验（+），右上肢麻木，双上肢肌力Ⅴ级，双侧握力基本正常，双上肢肌力无明显改变。双侧肱二头肌、肱三头肌、桡骨膜反射可引出，霍夫曼征（+）。腰椎向右侧弯畸形，双下肢肌力Ⅴ级，肌张力无明显改变，双足及鞍区皮肤感觉无明显异常。双侧膝反射、跟腱反射正常。病理反射未引出，四肢血运良好。自带颈椎MR提示颈3、4～颈7、胸1椎间盘膨出，颈3/4、颈5/6左侧及颈4/5右侧椎间孔狭窄。彩超检查（经颅TCD、TCCD及颈部血管卒中筛查）：双侧颈动脉内中膜增厚伴斑块形成（多发）；左侧颈内动脉近段狭窄（轻度）；右侧椎动脉管径细（多考虑先天发育所致）；右侧锁骨下动脉显示段斑块形成；双侧颈内静脉、椎静脉超声未见明显异常；TCD：脑动脉硬化血流频谱高，右侧椎动脉颅内段血流速度减低。双上肢肌电图：右尺神经感觉神经传导诱发电位波幅降低；右腓总神经运动神经传导诱发动作电位波幅降低。

诊断	①混合型颈椎病；②额窦筛窦上颌窦炎；③乳突炎（双侧）；④颈总动脉斑块（双侧）；⑤锁骨下动脉斑块（右侧）；⑥颈内动脉狭窄（左侧）；⑦脑动脉粥样硬化。

二、诊疗经过

入院完善相关检查，明确诊断；给予依托考昔片（1片/次，1次/日）；甲钴胺片（1片/次，3次/日）；消肿止痛合剂（50毫升/次，2次/日）；头清胶囊（3克/次，2次/日）。注射用盐酸罂粟碱（30滴/分）30毫克/次，静脉输液，2次/日；甘露醇注射液250毫升/次，静脉输液，1次/日；地塞米松磷酸钠注射液10毫克/次，静脉输液，1次/日。指导患者适当行颈腰部功能锻炼，调护、避风寒、畅情志、调饮食。

三、知识拓展

混合型颈椎病是指临床上出现两型或两型以上症状、体征的颈椎病。一般来说，单一型并不多见，而最常见的却是混合型颈椎病。

混合型颈椎病多发的原因，从病理解剖学和病理生理学来解释，主要是颈椎及其软组织病理改变累及颈脊神经根，脊髓颈段、椎动脉或颈交感神经节等结构，且不仅累及一种组织结构，往往可能同时刺激或压迫几种组织结构。例如，椎间盘退变后，椎间隙变窄，椎间孔径线亦变小，神经根受压，窦椎神经亦受压，椎动脉迂曲变形，同时椎体不稳而滑移，黄韧带折叠突入椎管，均使椎管管径变小，脊髓受压。又如，钩椎关节增生，可以同时或先后压迫刺激脊髓、脊神经根，椎动脉、交感神经等一种或多种结构，使临床症状多样化、复杂化，且各组织受累可同时出现，更多的是先后发生，故临床上早期表现为单一型，而后期演变成混合型。因此，混合型颈椎病最为常见。

四、讨论分析

按发病机制治疗：在混合型诸型可能是一种病因引起多型症状，也可能一种病因引起一型，前者代表是：椎节不稳，视机体的状态不同可以同时引起颈型、根型与椎动脉型，在治疗上只恢复椎节稳定（牵引、制动或手术），没有从根本上得到治疗。后一种情况较多，例如椎体后缘骨刺引起脊髓型；小关节增生引起根型，椎体前方骨刺出现食道受压型等。如此，在治疗上如能够主次兼顾最好，不能时，则应按轻重缓急依序处理。

对手术持慎重态度：除了椎节不稳所引起2型以上混合型病例在治疗上较为明确、简单外，其他因素所致者的病理改变错综复杂，且病程大多较久，因此在选择手术治疗时，应特别小心，需对其病情有全面考虑和认识，并在术前做好充分的准备工作。

注意年龄特点：分别对待，年轻病例在治疗上较为简单，收效亦快。而年迈者，除病程长、骨质增生广泛和病理改变复杂外，其全身状态大多欠佳，尤其是心肺功能，需注意检查、全面考虑。

病例 ❺ 颈椎间盘突出症（颈5～6节段）

一、病例简介

患者，男性，60岁，农民，2022年7月17日入院。

主诉：外伤致颈部疼痛伴活动受限1d。

现病史：患者于1d前开四轮拖拉机时不慎摔伤，当即感颈部疼痛，伴活动受限，就诊于当地医院，行颈椎及肺部CT检查，结果显示：颈5、6间盘突出，多发肋骨骨折，为进一步诊治，急诊以"颈5、6间盘突出，多发肋骨骨折"收入院。患者病程中，无发热，无恶心及呕吐，无腹胀，无腹痛，无头晕及头痛，无咳嗽及咳痰，食欲可，睡眠差，大小便正常，体重无明显变化。

既往史：既往患慢性胃炎10年，否认高血压及糖尿病等病史。

个人史：否认长期外地居住史。否认血吸虫病疫水接触史，否认疫区生活史，否认到过其他地方病或传染病流行地区及其接触史，否认烟酒及其他不良嗜好，否认工业毒物、粉尘、放射性物质接触史，否认冶游史。

家族史：否认家族性遗传病史。

检查：体温36.8℃，血压110/65mmHg，呼吸20次/分，心率80次/分。患者平车推入病房，颈托保护，活动受限，颈椎棘突及棘间压痛（+），叩痛（+），双侧Hoffmann征（–），右上臂、前臂及大拇指感觉减退，双上肢肌力基本正常。生理反射存在。颈椎及肺部CT检查，结果显示：颈5、6间盘突出，多发肋骨骨折。

> 诊断 ①颈椎间盘突出症（颈5～6节段）；②多发肋骨骨折；③慢性胃炎。

二、诊疗经过

患者外伤后导致颈5～6节段损伤，颈椎间盘损伤并突出，有手术指征，术前系统评估后无明显手术禁忌，可行手术治疗，完善相关辅助检查后，于入院后第4天在全麻下行颈椎前路颈5～6节段间盘摘除、椎间融合、钛板内固定术治疗，手术时间1h，手术过程顺利，患者无明显不适，术后患者右上臂、前臂及大拇指麻木感觉明显缓解，术后第3天拔除引流管，佩戴颈托下地活动良好，术后第5天出院。

三、知识拓展

颈椎间盘突出症（LDH）是指颈椎间盘的髓核和相应破裂的纤维环突向椎管内，而引起的颈髓后神经根受压的一系列临床表现，致压物是单纯的椎间盘组织。它与颈椎病属于不同病理变化的颈椎疾病。颈椎间盘突出症临床上并不少见，是较为常见的脊柱疾病之一，发病率仅次于腰椎间盘突出。严重时可发生高位截瘫危及生命。

颈椎间盘突出临床多见于20～40岁的青壮年，约占患者人数的80%。有一定的职业倾向性，如长期保持固定姿势的人群：办公室职员、教师、手术室护士、长期观看显微镜者、油漆工等较易发生。颈椎间盘突出男性明显多于女性，农村多于城市。女性多发于孕产后，往往是突然发生的腰痛异常剧烈，活动有障碍。另外长期生活、工作在潮湿及寒冷环境中的人也较易发生。

椎间盘是人体各组织中最早最易随年龄发生退行性改变的组织，椎间盘的退变多开始于20岁以后，随着年龄的增长退变程度不断加重，以$C_{5\sim6}$的退变最常见，其次是$C_{6\sim7}$，两者占颈椎间盘突出症的90%。颈椎间盘突出症常由颈部创伤、退行性变等因素导致。致伤原因主要是突然遭受意外力量作用或颈椎突然快速屈伸旋转运动，使髓核突破纤维环，造成脊髓或神经根受压，出现急性发病，多见于交通事故或体育运动。临床还有部分患者呈慢性发病。

四、讨论分析

随着手机等电子设备的普及，加上日常生活与工作方式的变化，增加了颈椎间盘突出症的发生概率，病发后，患者的生活、学习以及工作行为都将受到不同程度的影响，手术治疗是解决问题的最佳方式。传统治疗手段为颈椎前路椎间盘切除植骨融合术，这一手术在颈椎类疾病的治疗中取得了较好的效果，但长期实践中发现，患者接受治疗后，临近节段有发生退变的可能，相关并发症发生率较高，严重影响患者的正常生活以及个体健康。

现在生活方式改变增加了颈椎病的发生率，颈椎间盘突出会引发多种问题，导致患者无法正常生活、工作，还要承受一定的痛苦，若保守治疗无法起效，则要给予患者手术治疗，以保证患者的健康水平及生存质量。原有手术方法为颈椎前路椎间盘切除减压融合内固定术，这种治疗方法虽然有效，但可能出现多种并发症，引发各种问题，包括融合失败、形成假关节、内固定松动、活动度丢失、邻椎病等，这些情况都会导致长远疗效不佳，患者在后期仍然需要承受一定的痛苦，所以这一手术方法在临床的应用减少。除了这一手术方法外，还有开放性手术，开放性手术会导致较大的创口，增加康复时长，引发相关并发症，所以在临床中的应用也不多。微创技术发展让手术方法得到了进一步改良，后路经皮内窥镜下颈椎间盘髓核摘除术成为临床当中最受欢迎的一种术式，它不但可以减小手术创口，还能确保脊柱有较强的稳定性，在神经根型颈椎病的治疗当中，这一术式的应用非常广泛。

病例 ❻ 腰椎间盘突出症并神经根损害

一、病例简介

患者，男，43岁，农民，2023年7月20日入院。

主诉：间断性腰背部疼痛3年，伴右下肢酸沉、疼痛、行走不便3个月。

现病史：3年前无明显诱因出现腰背部疼痛，伴翻身困难，夜间明显，活动后稍减轻，就诊外院，考虑"强直性脊椎炎"给以药物应用，症状缓解后给以停药，但症状间断反复出现，间断药物应用；3个月前开始出现右下肢酸沉、疼痛、活动受限，左臀部酸痛，症状持续性加重，行走200m后感肢体症状加重并麻木，休息后稍有缓解，在门诊行腰椎MRI示：腰4/5椎间盘突出，椎管狭窄，黄韧带肥厚，双侧神经根孔受压，建议先行保守治疗，口服活血营养神经等药物应用，治疗1个月后无明显好转，为求进一步治疗，遂来医院，排除新冠肺炎后，门诊以"腰椎间盘突出症并神经根损害"为诊断入院。发病以来，神志清楚，精神尚可，饮食正常，睡眠一般，体力下降，大小便正常。

既往史：既往体健，否认高血压及糖尿病等病史。

个人史：生于原籍，否认长期外地居住史。否认血吸虫病疫水接触史，否认疫区生活史，否认到过其他地方病或传染病流行地区及其接触史，否认烟酒及其他不良嗜好，否认工业毒物、粉尘、放射性物质接触史，否认冶游史。

家族史：否认家族性遗传病史。

检查：体温36.1℃，脉搏102次/分，呼吸21次/分，血压135/89mmHg，身高173.0cm，体重73.00kg。发育正常，营养中等，精神可，自主体位，查体合作。全身皮肤及黏膜无发绀、黄染、苍白，无皮疹，无皮下结节、瘢痕，无瘀点、紫癜、瘀斑、血肿，无肝掌、蜘蛛痣。全身浅表淋巴结未及肿大。头颅无畸形，五官端正。眼睑无水肿，巩膜无黄染，双侧瞳孔等大等圆，直径约为2.5mm，对光反射灵敏。外耳道无异常分泌物，乳突无压痛，鼻腔通气良好，双鼻窦区均无压痛。口唇红润，伸舌居中，口腔黏膜无溃疡，牙龈无出血。咽部无充血，双侧扁桃体无肿大。颈部无抵抗，颈静脉无怒张，气管居中，甲状腺无肿大、对称、无血管杂音、无触痛。胸廓对称无畸形，双肺呼吸运动对称，呼吸运动和呼吸频率正常，双肺叩诊呈清音，听诊双肺呼吸音清晰，未闻及干、湿性啰音。心前区无隆起，心尖冲动位于第五肋间左锁骨中线内侧1cm，搏动范围正常，心前区未触及震颤和心包摩擦感，心相对浊音界正常，心率102次/分，心律齐，各瓣膜听诊区未闻及病理性杂音。腹部平坦，腹式呼吸存在，无腹壁静脉曲张，未见胃肠型及蠕动波，腹软，全腹无压痛及反跳痛，肝、脾于肋缘下未触及，Murphy征阴性，未触及包块，肝上界位于右锁骨中线第5肋间，肝区、双肾区无叩痛，无移动性浊音，肠鸣音正常，肛门、外生殖器未查。间歇性跛行，右下肢负重后行走困难，腰椎屈伸活动受限，下腰椎棘突及棘突旁右侧压痛、叩击痛，并放射至臀部，双臀部及大腿外侧、小腿后外侧疼痛、酸沉，右小腿外侧麻木，双侧髋关节4字试验阳性，右下肢直腿抬高试验阳性50°，加强试验阴性，左下肢直腿抬高试验阴性，右股四、二头肌、髂腰肌、腓肠肌肌力4+级，右胫前肌、踝趾背伸肌力4级，左股四、二头肌、髂腰肌、腓肠肌肌力、胫前肌肌力5-级，双膝、跟腱反射存在，双侧巴氏征阴性，双侧足背动脉搏动正常，足趾末梢循环正常。2021年7月29日腰椎MRI示：$L_{4/5}$椎间盘突出，椎管狭窄，黄韧带肥厚，双侧神经根孔受压。CT示：$L_{4/5}$椎管间盘突出，黄韧带肥厚，继发椎管狭窄，双侧神经根孔受压。

> **诊断** 腰椎间盘突出症并神经根损害。

二、诊疗经过

全麻下行脊柱内镜下$L_{4/5}$双侧椎管扩大减压射频消融神经根松解术。术中、术后图片分别见图3-1与图3-2。

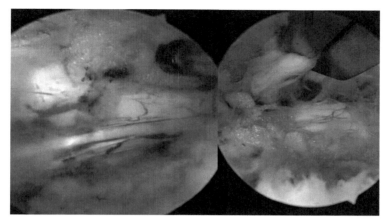

图3-1　术中所见

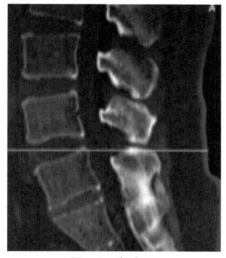

图3-2　术后CT

三、知识拓展

腰椎间盘突出（lumbar disc herniation，LDH）是腰椎间盘髓核突出压迫神经组织而诱发的一系列症状。LDH发病与年龄、腰部过度负荷等因素有关。近年来，LDH发病率显著增加，且有年轻化趋势。数据显示，超过80%的LDH患者合并神经根损害。腰椎间盘突出伴神经根损害会影响患者下肢感觉、肌力及神经反射，甚至可出现神经反射消失。

四、讨论分析

结合患者病史、查体及相关辅助检查，根据腰椎间盘突出症的治疗操作规范的专家共识，在全麻下行脊柱内镜下L$_{4/5}$双侧椎管扩大减压射频消融神经根松解术（unilateral biportal endoscopy，UBE）。术中应对措施：①术中仔细操作，密切观察患者生命体征变化，血压、出血量及心率变化；彻底止血，术前备血；②术中注意冲洗液高度及出水量，控制性降压，血压维持在100/60mmHg左右，避免术中血压的极度波动，防止血压过高或过低，术中晶体及胶体液维持容量平衡；术中仔细操作，钝性分离粘连，避免硬膜的撕裂破损，分辨神经根，避免损害。

UBE技术：是指单侧双通道关节镜下的脊柱内镜手术，适合于颈椎、胸椎、腰椎的退行性疾病，是一项为椎管狭窄而生的新兴脊柱微创技术。与椎间孔镜的单通道不同，该技术通常建立两个通道，一个为观察通道，一个为器械操作通道。观察通道一般会用到0°或30°UBE内镜，操作通道可以应用常规的脊柱外科器械，如刮匙、磨钻、UBE刨刀、UBE等离子射频刀头、椎板咬骨钳、髓核钳、神经拉钩等。

UBE技术特点：①兼有内镜放大的视野和开放手术灵活的操作；②应用常规内镜器械和脊柱开放手术器械；③对肌肉损伤较小、透视少（可能为零）；④可以进行镜下融合；⑤对椎管狭窄具有独特的优势；⑥有内镜操作经验者学习曲线较短；⑦条件成熟同样可以用于颈胸段。

UBE技术避免了传统骨科开放手术的大切口、大创伤、易感染等风险，不受特殊器械限制，处理椎板效率高，且持续灌注盐水，视野清晰。UBE技术是微创脊柱外科领域的有益探索，改变了观念，革新了术式，造福患者，应用前景广阔，对推动微创脊柱外科领域的全面发展具有重要意义。

病例 ❼　颈椎骨折

一、病例简介

患者，女，59岁，农民，2022年6月25日住院。

主诉：高处跌落致颈部疼痛、右上肢麻木10h。

现病史：患者自诉10h前于自家田地劳作时不慎从约4m高处跌落，当即感颈部疼痛、活动受限，伴右上肢麻木无力，无下肢放射痛及麻木，无二便失禁，额顶部疼痛，无头晕、无恶心呕吐、无胸闷心悸，经休息症状无明显缓解，遂被"120"急送至医院就诊，行颈椎椎体CT平扫＋三维重建检查示：①C_5椎体向前Ⅱ°滑脱，C_6左侧椎板及横突、C_6右侧上关节突骨折，并$C_{5\sim6}$右侧椎小关节绞索、脱位，$C_{5\sim6}$层面椎管狭窄；②$C_{3\sim4}$椎间盘后突出；③颈椎退行性改变并左侧弯。急诊科医师查体阅片后以"颈椎骨折"收住入院。入院症见：患者神清，精神可，颈肩部疼痛，活动受限，右上肢麻木、萎软无力，伤后未进食饮食，大便未解，小便可自解，尿色、量正常。

既往史：健康情况一般。既往患腰椎间盘突出症、慢性支气管炎十余年，患高血压5年，未规律服药治疗，否认冠心病、糖尿病、慢性胃炎慢性肾炎等其他特殊疾病史。否认传染病史。预防接种史不详。既往否认其他重大外伤及手术史。否认输血史。否认食物或药物过敏史。余系统回顾无异常。

个人史：否认吸烟史，否认饮酒史，职业为农民，否认工业毒物接触史，否认粉尘接触史，否认放射性物质接触史，否认冶游史。

家族史：否认家族性遗传病史。

检查：颈托固定制动，颈肩部压痛，颈椎活动障碍，臂丛神经牵拉试验阴性，椎间孔挤压试验（＋），肩关节活动无明显受限，右上肢肌张力较左侧减弱，肌力约Ⅳ级，右手握力约Ⅳ-级，双侧肱二头肌、肱三头肌、桡骨膜反射可引出，霍夫曼征（+），胸廓挤压试验（−），腹壁反射可引出，$L_3 \sim S_1$ 椎体棘突及椎旁轻压痛，腰部活动无受限，梨状肌出口压痛（−），双侧髋关节功能活动无明显受限，"4"字试验阴性，双髋部无叩击痛，骨盆挤压与分离试验（−），直腿抬高试验（−），股神经牵拉试验阴性，腰背伸试验阴性，右膝关节无明显肿胀及皮下瘀斑，右膝侧方应力试验、抽屉试验、麦氏征（−）。下肢肌张力无明显减弱，右足踇背伸、跖屈肌力约 IV 级。双足及鞍区皮肤感觉无明显异常。双侧膝反射、跟腱反射正常。病理反射未引出，四肢血运良好。颈椎CT示：①C_5 椎体向前 II°滑脱，C_6 左侧椎板及横突、C_6 右侧上关节突骨折，并 $C_{5 \sim 6}$ 右侧椎小关节绞索、脱位，$C_{5 \sim 6}$ 层面椎管狭窄；②$C_{3 \sim 4}$ 椎间盘后突出；③颈椎退行性改变并左侧弯。颈椎MR：①$C_{4 \sim 7}$ 椎板及棘突周围软组织渗出性改变，结合CT考虑骨折所致；②C_5 椎体向前 II°滑脱；$C_{5 \sim 6}$ 节段脊髓异常信号，考虑脊髓损伤并血肿（结合CT）；③$C_{3 \sim 4}$、$C_{4 \sim 5}$、$C_{5 \sim 6}$、$C_{6 \sim 7}$ 椎间盘变性、后突出；④颈椎退行性改变。

> **诊断** ①颈椎骨折；②颈椎滑脱；③颈部脊髓损伤；④颈椎椎管狭窄；⑤颈椎间盘突出。

二、诊疗经过

入院完善相关检查，骨科护理常规，I 级护理（超过12h），持续性；低盐低脂饮食；陪员一人，持续性；颈部制动，1次/日；牵引，1次/日（颈椎）；测血压，2次/日。给予甘露醇注射液250毫升/次，静脉输液，1次/日；注射用泮托拉唑钠40毫克/次，静脉输液，1次/日；注射用甲泼尼龙琥珀酸钠每次80mg，静脉输液，1次/日；混合糖电解质注射液每次500mL，注射用多种维生素1支/次，静脉输液，1次/日；复方氨基酸注射液（14AA-SF）250毫升/次，静脉输液，1次/日；吸入用乙酰半胱氨酸溶液，0.3克/次，吸入用布地奈德混悬液，1毫升/次，硫酸特布他林雾化吸入溶液，5毫克/次，雾化吸入2次/日。甲钴胺片1片/次，3次/日；消肿止痛合剂50毫升/次，2次/日，口服；予以中药口服方剂如下：桂枝10g，白芍10g，葛根30g，炙甘草10g，清半夏10g，麸炒白术10g，天麻10g，茯苓10g，陈皮10g，中药3付，每天一剂，煎药机煎药200mL，口服。硝苯地平缓释片（Ⅱ）1片/次，1次/日。配合中医定向透药疗法（颈肩部），1次/日；中频脉冲电治疗（颈肩部），1次/日；皮内针治疗（双侧内关、外关、合谷穴），隔天一次，以消肿、保护脊髓神经功能、预防应激性溃疡、改善呼吸功能、活血化瘀、舒筋通络止痛及营养神经、控制血压等。指导患者卧床休息、吹气球锻炼肺功能、主动活动四肢关节，调护、避风寒、畅情志、调饮食。

手术名称：颈后路颈椎脱位切开复位内固定、植骨融合术。

手术经过：患者全麻，麻醉满意后取俯卧位，以Mayfield头架固定、适当纵向牵拉复位后制动固定。常规消毒铺无菌术巾。以$C_{4～6}$为中心做纵形切口，长约6cm。依次切开皮肤、皮下组织、项韧带及项筋膜、术中见$C_{4～5}$、$C_{5～6}$棘上棘间韧带撕裂。定位针定位，确定椎体位置无误。分开两侧椎旁肌，充分显露两侧椎板至关节突部，见C_5左侧椎板骨折，右侧关节突绞索、脱位已复位。以磨钻分别于C_4、C_5、C_6双侧侧块开口，限深骨钻钻入，球探探测深度适中后取3.5mm×12mm侧块螺钉6枚依次拧入，置入连接棒两根，术中拍片见钉棒位置良好，C_5椎体滑脱复位满意，检查固定牢靠。（术中予以注射用甲泼尼龙琥珀酸钠80mg，静脉输液，预防颈脊髓损伤。）反复冲洗伤口后取骨条一包置于钉棒两侧。腔隙填塞明胶海绵。于切口左侧置放引流管1根。清点器械无误，逐层缝合伤口，敷料包扎。术中出血少、未输血。术毕，颈托外固定。术程顺利，术中无不良事件发生。术中清点敷料无误。麻醉满意。术后患者生命体征平稳，四肢活动功能良好，安返病房。

术后处理措施：①予全麻术后护理常规，持续性；骨科护理常规，持续性；Ⅰ级护理（超过12h），持续性；颈部制动，1次/日。6～8h后予低盐低脂糖尿病饮食；测血压，2次/日；床旁葡萄糖测定，7次/日（三餐前后+晚睡前）；陪员一人；引流管引流，1次/日（负压，1根）；留置导尿，1次/日。心电监测；血氧饱和度监测；持续吸氧；②注射用泮托拉唑钠每次40mg，静脉输液，1次/日；甘露醇注射液250毫升/次，静脉输液，1次/日；注射用甲泼尼龙琥珀酸钠80毫克/次，静脉输液，1次/日；注射用盐酸罂粟碱（30滴/分）30毫克/次，静脉输液，2次/日；混合糖电解质注射液500毫升/次，注射用多种维生素1支/次，胰岛素注射液7IU/次，静脉输液，1次/日；复方氨基酸注射液（14AA-SF）250毫升/次，静脉输液，1次/日；锝[^{99m}TC]亚甲基二磷酸盐注射液每次0.2μg，静脉输液，1次/日；吸入用乙酰半胱氨酸溶液0.3克/次，吸入用布地奈德混悬液1毫克/次，硫酸特布他林雾化吸入用溶液5毫克/次，雾化吸入，2次/日；达肝素钠注射液，5000IU/次，皮下注射1次/日；配合中医定向透药疗法，1次/日（颈肩部）；中频脉冲电治疗，1次/日（颈肩部）；皮内针治疗，隔天一次（双侧内关、外关、合谷穴）；射频电疗，2次/日（颈肩部）；以抑酸护胃、脱水消肿止痛、预防感染、改善呼吸功能、营养支持、预防深静脉栓塞形成等。嘱患者加强四肢及肺部功能锻炼，密切观察颈部切口及四肢感觉运动功能。

三、知识拓展

在颈椎骨折中，约80%好发于第4～6颈椎节。急性外伤性椎间盘突出，则好发于第3～4节。第2颈椎以上的颈椎部分属上颈椎，不仅解剖关系特殊，临床症状复杂，而且损伤后的现场及入院前死亡率高，其中寰枕关节及齿状突骨折各占40%，而下颈椎仅占10%左右。第3颈椎至第7颈椎称为下颈椎，发生骨折脱位较上颈椎多见。

颈椎由于强力过度屈曲、伸展、压缩引起骨折或脱位，常累及颈脊髓而造成高位截瘫。寰枢椎骨折与脱位：在颈椎屈曲型损伤时，寰椎横韧带断裂，寰椎向前脱位，也可枢椎齿突基底部发生骨折、寰椎向前脱位。两种情况均可引起脊髓损伤。枢椎齿突基底部骨折时，也可能因当时寰椎移位不明显，而被忽视，骨折未能及时固定而不愈合或延迟愈合，患者开始活动时，可发生寰椎迟发性脱位或截瘫。寰枢椎亦可发生伸展型骨折—脱位，暴力垂直向下击于头部，挤压侧块，寰椎前、后弓较薄弱，可发生骨折；Hangman骨折：暴力方向多来自下颌部，以致引起颈椎后仰、并于第2颈椎椎弓根部形成强大的剪应力，超过局部承载负荷时则发生该部位骨折。目前主要见于高速公路上的交通事故（急刹车时颈部过伸）及跳水意外；颈椎半脱位：比较多见。可因汽车急刹车，乘客头部受惯性作用，猛向前倾引起。这种损伤易被忽视，可引起截瘫；颈椎椎体骨折：多发生于第5～7颈椎体，由于强力过度屈曲引起。常合并脱位及椎间盘急性突出，引起脊髓损伤；颈椎脱位：多由屈曲性损伤引起。下一椎体的前缘被压缩后，脱位之椎体向前移位，一侧或两侧椎间小关节可发生交锁，脊髓常被挫伤或压迫。

四、讨论分析

颈椎是脊柱活动度最大的节段，也是运动最复杂的节段，颈椎骨较胸腰椎骨明显细小，可供内固定物附着的骨质较少，这给颈椎固定带来一定难度。临床上常用的后路侧块钢板螺钉因仅固定 10～14mm 的松质骨，侧块螺钉抗拔出力低，一旦侧块骨折则失去固定点，且钉板间缺乏有效刚性连接，螺钉易发生松动，其应用有一定局限性，自 20 世纪 90 年代，脊柱外科学者积极探求经椎弓根内固定的可行性，经大量基础和临床研究，颈椎椎弓根固定技术日益完善，颈椎椎弓根固定技术的优势也凸现出来。主要表现在以下几个方面：①固定牢靠。椎弓根是椎体最坚固的骨质，椎弓根与椎体交界处（neurocentral junction）尚有一层结构致密的骨质，其前界相当于椎体后部骨髓环前缘处，该部分骨质是椎弓根螺钉坚强的支持结构，椎弓根螺钉固定的强度主要在于椎弓根部分，而椎体松质骨的作用较小。椎弓根螺钉可以直接固定到颈椎活动的中心柱，为三柱固定，较为牢靠，其固定强度远高于其他类型内固定；②植骨融合率高。后路植骨融合依赖于坚强的固定，坚强的固定需要有坚实的骨质做基础。椎弓根是由四面较厚的皮质骨构成，是椎体中最坚固的部分；同时它又是连接前后柱的枢纽，经椎弓根固定，可有效限制融合节段的活动度，融合节段的植骨融合率也较高；③可最大程度恢复颈椎生理曲度。通用脊柱椎弓根内固定系统中，连接棒与钉通过锁定螺帽刚性连接，固定牢靠；通过撑开器或加压器对螺钉撑开或加压使颈椎骨折脱位进行复位；连接棒固定时可进行预弯，恢复颈椎生理曲度；④颈椎椎弓根钉内固定另一优点是：无需椎板和关节突的完整性，对颈椎骨折脱位的术中处理影响小，植骨空间大。通用脊柱椎弓根内固定系统可适用于所有需要进行内固定的颈椎疾病。如复杂的颈椎畸形、严重骨折脱位、三柱损伤、肿瘤切除以及其他内固定失败者。

病例 ❽ 胸椎骨折

一、病例简介

患者，男，62岁，农民，2023年10月3日入院。

主诉：外伤后腰背部疼痛、活动受限9h。

现病史：患者自诉9h前从2m高处摔落后致腰部疼痛，活动受限，患者受伤后无昏迷、恶心、呕吐，无大小便失禁，双下肢感觉、运动可。遂至当地医院就诊，给予相关检查后诊断为胸椎骨折、左三踝骨折。为求进一步诊治，急转院就诊，急诊以"胸椎骨折"收住入院。目下症见：患者神志，精神可，腰部疼痛，活动受限。双下肢感觉运动可，左足踝关节周围疼痛、肿胀。受伤以来未解大便，小便困难，急诊给予一次性导尿。

既往史：健康情况一般。否认其他疾病史。新冠病史，否认传染病史，三针疫苗接种史，否认预防接种史。2015年5月因胃癌行胃部分切除术。否认其他手术及外伤史。否认输血史。否认食物及药物过敏史。余系统回顾无异常。

个人史：生于原籍，否认长期外地居住史。否认血吸虫病疫水接触史，否认疫区生活史，否认到过其他地方病或传染病流行地区及其接触史，否认烟酒及其他不良嗜好，否认工业毒物、粉尘、放射性物质接触史，否认冶游史。

家族史：否认家族性遗传病史。

检查：体温36.7℃，脉搏75次/分，呼吸17次/分，血压137/84mmHg。脊柱无畸形，腰椎未见明显侧弯、后凸畸形，腰椎屈伸活动明显受限，腰椎棘突及椎旁压痛（+），叩击痛（+），双下肢直腿抬高试验：右侧（80°）、左侧（50°），左侧加强试验（+），余肌力及肌张力可，生理反射存在，病理反射未引出。

诊断 | 胸椎骨折。

二、诊疗经过

手术经过：患者取俯卧位，透视定位 L_1 椎体椎弓根，椎弓根体表投影外1cm 为穿刺点。术区常规消毒，铺无菌巾单。经 L_1 左侧椎弓根入路，1%利多卡因5mL 以1:1稀释后于穿刺点至关节突局部浸润麻醉，穿刺点进针，与矢状面呈15°外展。在C型臂透视下进针，边透视边进针，透视侧位见针尖达椎体中后1/3，再经穿刺通道用骨钻钻至椎体缓缓向椎体推注，边推边透视，见骨水泥在椎体内弥散良好，无渗漏，注入骨水泥约3mL，待骨水泥稍凝固后拔出导针，针孔无菌包扎。麻醉效果满意，术程顺利，手术无副损伤，术后患者安返病房。

术中出现情况及处理：敷料清点无误，术程顺利，麻醉满意。术后患者生命体征平稳，安返病房。

三、知识拓展

胸椎骨折是指由于外力造成胸椎骨质连续性的破坏，这是最常见的脊柱损伤。在青壮年患者中，高能量损伤是其主要致伤因素，如车祸、高处坠落伤等。老年患者由于本身存在骨质疏松，致伤因素多为低暴力损伤，如滑倒、跌倒等。胸椎骨折患者常合并神经功能损伤，且由于致伤因素基本为高能损伤，常合并其他脏器损伤，这为治疗带来了极大的困难和挑战。

胸椎由整个胸廓参与其稳定作用，前方有胸肋关节，侧方有肋椎关节，后方有呈叠瓦状排列的椎板，以限制胸椎过度后伸，而 T_1 至 T_{10} 后方关节突的关节面呈冠状位，可限制椎体过度前屈，加之椎间盘及韧带组织的稳定作用，使其稳定性明显强于脊柱的胸腰段及下腰椎，骨折发生率也相对较低。

胸椎因胸廓肋骨架作用较其他脊柱段稳固，这就决定了它有这样的损伤特点：外力强大，一般损伤部位多在 T_4 至 T_7 阶段，损伤类型以压缩骨折和前脱位多见，脊髓损伤严重。由于胸椎管相对狭窄，T_4 至 T_{10} 脊髓血供相对薄弱，骨折合并血管损伤，易导致脊髓缺血，进一步加重脊髓损伤。因此中上胸椎骨折具有损伤累及节段多、脊髓损伤严重、功能恢复预后差的特点。合并伤发生率高、伤势严重，以胸头部多见。因其合并伤发生率高，临床上应优先处理危及生命的损伤，在生命没有危险的情况下，及时对骨折脱位进行减压复位稳定脊柱。

脊柱受到外力时，可能有多种外力共同作用，但多数情况下，只是其中一种或两种外力产生脊柱损害。作用于胸椎的外力包括压缩、屈曲、侧方压缩、屈曲-旋转、剪切、屈曲-分离、伸展。

患者一般有明显的外伤史或有其他疾病史，如骨质疏松症或肿瘤等等，损伤的局部表现：局部剧烈的疼痛，伴有损伤部位的压痛。活动受限，甚至无法活动；伤后损伤平面以下皮肤感觉麻木、无力，或者刀割样疼痛，大小便功能障碍（无法自行排便或者二便失禁），严重者可以双下肢感觉运动完全消失，患者可合并腹痛、呼吸困难、休克、意识丧失等临床表现。

四、讨论分析

球囊扩张椎体后凸成形术的关键是椎体穿刺，胸、腰椎椎体成形术大多采用在正位和侧位X线透视定位和监视下经椎弓根将穿刺针刺入椎体。而在胸椎，由于椎弓根比较细小、直立，经椎弓根的穿刺很难达椎体中央，如果能将穿刺针穿刺至椎体的中央或稍微越过中央线，那么单侧穿刺进行骨水泥灌注也可达到治疗目的。从椎弓根内壁到肋骨外侧皮质间可作为穿刺的安全同道，通过椎体后外侧入路（经椎弓根和肋骨头联合体）穿刺可将穿刺针从更倾斜的角度刺入胸椎椎体。

目前大量临床研究已证实，骨水泥注射量以及椎体高度的恢复比例与临床止痛效果无直接关系；而在体外生物力学的研究证实，仅需2～3mL骨水泥即可恢复椎体强度，而椎体的刚度恢复则需4～6mL骨水泥量。过多的骨水泥注射或强求椎体高度的恢复，必然增加骨水泥渗漏及椎体爆裂的危险性。

病例 ⑨　腰椎压缩性骨折

一、病例介绍

患者，女，86岁，退休职员，2022年8月18日入院。

主诉：腰部疼痛、活动受限2d。

现病史：患者自诉入院2d前无明显诱因出现腰部疼痛，无腹胀腹痛、无明显下肢疼痛麻木、无二便失禁，腰痛症状持续存在且进行性加重，弯腰及行走等活动受限，经休息症状无明显缓解，遂被家人"120"送至医院就诊，行胸部正位、胸腰段X线检查示：①老年肺改变；②心影大，请结合临床及彩超；主动脉弓钙化；③L_2椎体压缩性改变；④L_4椎体向前I°滑脱；⑤胸腰段椎体退行性改变并左侧弯、骨质疏松；⑥$L_{4\sim5}$、$L_5\sim S_1$椎间盘病变待排。颅脑CT平扫示：①双侧半卵圆中心、放射冠斑片状低密度影，多考虑脑梗死；②皮层下动脉硬化性脑病；③老年性改变（脑萎缩）；④双侧颈内动脉虹吸部、双侧椎动脉V_4段硬化；⑤蝶窦左份炎症。为求进一步诊治，患者及家属要求住院系统诊治，急诊科医师查体阅片后以"腰椎压缩性骨折"收住入院。入院症见：患者神清，精神可，腰部疼痛，活动受限，双下肢无明显疼痛麻木，食纳睡眠欠佳，大小便正常。

既往史：健康情况一般。既往有高血压病史40余年，自服厄贝沙坦片、尼莫地平片治疗，自诉血压控制可。有脑梗病史，平素无明显四肢萎软无力跛行步态，否认糖尿病、冠心病、慢性胃炎慢性肾炎等疾病史，否认传染病史。预防接种史不详。7年前因左下肢骨折行手术治疗（内固定物未取出），否认其他重大外伤及手术史。否认输血史。否认食物或药物过敏史。余系统回顾无异常。

个人史：否认吸烟史，否认饮酒史，职业为农民，否认工业毒物接触史，否认粉尘接触史，否认放射性物质接触史，否认冶游史。

家族史：否认家族性遗传病史。

检查：L_2椎体压缩性改变，胸腰段椎体退行性改变并左侧弯、骨质疏松。胸椎MRI：L_2椎体压缩性骨折并骨髓水肿，同平面椎管变形、狭窄；T_8椎体压缩性改变。胸、腰椎退行性改变并腰椎左侧弯。腰椎CT平素+三维重建：L_2椎体压缩性骨折，同平面椎管变形。腰椎退行性改变、骨质疏松并左侧弯。骨密度测定：腰椎$10.662g/cm^2$；$L_1 \sim L_4$ $0.792g/cm^2$，骨质疏松。肿瘤系列女（静脉血）：癌胚抗原3.960ng/mL↑。血沉（静脉血）：血沉41mm/h↑。感染三项（静脉血）：C-反应蛋白30.08mg/L↑，淀粉样蛋白A 114.70mg/L↑。结核杆菌特异性细胞免疫反应检测（γ干扰素释放试验）（静脉血）：结核杆菌γ-干扰素释放试验阴性。脊柱未见明显侧凸及后凸畸形，腰椎椎体棘突及棘突间压痛、叩击痛（+），以L_2为著，腰部活动受限，直腿抬高试验阴性，腰背伸试验阴性，双下肢肌力正常，肌张力正常，生理反射存在，病理反射未引出，四肢感觉及运动良好。

诊断 ①腰椎压缩性骨折；②骨质疏松伴病理性骨折；③重度骨质疏松。

治疗：①入院完善相关检查；②给予依托考昔片（1片/次，1次/日）；巴氯芬片（1片/次，3次/日）；消肿止痛合剂（50毫升/次，2次/日）；予以中药口服方剂如下：熟地黄10g，白芍10g，牛膝10g，红花10g，山萸肉10g，盐杜仲10g，盐小茴香10g，麸炒枳壳10g，甘草6g，续断10g，烫狗脊15g，陈皮10g，中药5付，每天一剂，煎药机煎药200mL，中药口服。注射用盐酸罂粟碱（30滴/分）每次30mg，静脉输液，1次/日；注射用七叶皂苷钠每次10mg，静脉输液，1次/日；中医定向透药疗法（腰部），1次/日；电磁刺激治疗（腰部），1次/日；中药贴敷-中药热罨包，2次/日（制吴茱萸150g，芥子150g，炒莱菔子150g，炒紫苏子150g。中药1付，隔天一剂，自煎200mL，热敷腹部）；皮内针治疗（双侧内关、外关、合谷穴），隔天一次。以活血化瘀、舒筋通络止痛对症治疗；③指导患者卧床休息轴线翻身，调护、避风寒、畅情志、调饮食。

二、诊疗经过

手术名称：经皮椎体球囊扩张成形术。

手术经过：患者取俯卧位，C型臂透视确定L$_2$椎体左侧椎弓根，椎弓根体表投影外1cm为穿刺点，做标记。常规皮肤消毒，铺无菌巾单。经左侧椎弓根入路，1：1稀释的利多卡因注射液10mL经穿刺点至关节突局部浸润麻醉。穿刺点进针，与矢状面外展约15°，在C型臂透视下经左侧椎弓根缓缓进入，穿刺针尖端达椎体前缘后0.5cm处（透视正位像穿刺针前端已过椎体中线），拔出针芯，手钻扩髓，随后用球囊扩张椎体松质骨，患椎高度恢复满意后取出球囊，顺导针置入弯角套管针，达L$_2$椎体前中1/3并过中线，透视位置满意后调制拌入骨粉的骨水泥并装入推注器，待骨水泥至拉丝状后将推注器置于椎体前1/3处，在电视X光机透视下缓缓注入骨水泥（约4mL），边注入边逐步后撤导针，透视见骨水泥弥散良好，无周围渗漏现象，待骨水泥硬化后拔除套管针，局部进针点消毒处理后无菌敷料包扎。术毕，无菌敷料覆盖伤口。术程顺利，出血少，麻醉满意。术中无不良情况发生。术前术后清点器械无误。术后患者生命体征平稳，安返病房。

术后处理措施：①局麻术后护理常规，骨科护理常规，Ⅱ级护理；低盐低脂饮食；测血压，2次/日；陪员一人；②给予中医定向透药疗法（腰部、双侧髋部），1次/日；电磁刺激治疗（腰部），1次/日；中药贴敷-中药热罨包（腰部），2次/日；红外线治疗（腹部），2次/日；气压治疗（双下肢），2次/日，以活血化瘀、消肿止痛。注意伤口敷料清洁，轴线翻身，加强下肢及肺部功能锻炼。

术后复查：腰椎（正侧位）X线片示：L$_2$椎体压缩性骨折椎体成形术后，椎体内见团块状骨水泥高密度影，诸椎体缘骨质增生，骨质密度减低。

三、知识拓展

腰椎压缩性骨折，是指以椎体纵向高度被压扁为主要表现的一种脊柱骨折，也是脊柱骨折中最多见的一种类型。腰椎压缩性骨折的症状特点如下：①自发性骨折，即没有明显外伤史或外伤史不明确而发生的骨折，通常把与骨质疏松相关的鱼口椎、扁平椎、楔状椎列为骨质疏松症的特征性改变；②不全性骨折，即没有明显骨折线的显微骨折，普通X线平片不能发现，需通过CT、放射性核素骨扫描、MRI检查才能确立诊断。患者多有轻微外伤史，表现为局部疼痛、肿胀和活动受限，症状无特异性，与一般软组织损伤无明显差别；③骨缺损，由于骨质疏松导致骨质量下降，很容易发生骨质压缩，产生骨缺损，如椎间盘压迹；④胸腰椎压缩性骨折，最常见。多见T_{12}，其次为L_1、T_{11}，骨折的形状有鱼椎样变形、楔状椎变形、扁平椎变形。骨折部位仅限于椎体，不影响椎弓，故导致脊髓损伤的情况罕见。腰椎压缩性骨折按形成原因分为外伤性和自发性（或病理性）两类。前者是指遭受纵向压缩力（人体直立坠落或重物垂直砸伤）或铰链折力（脊柱极度屈、伸）等间接暴力作用所致的腰椎压缩性骨折；后者是指因骨质疏松、退行性变、感染、肿瘤等病理性原因引起腰椎椎体自发性骨折或在轻微暴力作用下形成的压缩性骨折。本病临床主要表现为腰背部疼痛，翻身困难，不能站立和行走。检查可发现腰背部肌肉紧张，局部肿胀或见瘀斑，受伤部位局部压痛明显，相邻棘突间的距离可有增宽或空虚。

四、讨论分析

经皮穿刺后凸成形术不仅创伤性小，且术后恢复速度较快，是一种基于经皮椎体成形术改良而来的新术式，具有恢复快及术中出血量少等优势，是近几年临床常见的微创技术，能够达到早期功能锻炼与快速止痛的效果，缩短住院时间。经皮穿刺后凸成形术通过将球囊置于患者患处，抬高塌陷终板，为注入骨水泥创造有力空间，而骨水泥在固化后能够有效稳定压缩椎体，促使椎体抗压强度得到强化，使椎体能够恢复至正常高度，达到矫正后凸畸形，固定骨折部位的作用，预防进行性脊柱塌陷。且注入骨水泥后能够有效释放热量，神经组织则能够避免热凝固坏死，具有一定的细胞毒性，损害神经末梢，达到止痛的效果。

病例 ⑩　腰1椎体爆裂性骨折并双下肢不全瘫

一、病例介绍

患者，男，43岁，职工，2023年9月14日入院。

主诉：跌倒致腰部疼痛、活动障碍17h。车祸致腰骶痛部疼痛伴双下肢麻木、乏力4h。

现病史：患者于4h前因车祸致腰骶部疼痛，伴双下肢麻木、乏力感，腰部活动受限，不能自行起身，卧床休息可减轻，疼痛无向他处放射，上肢活动可，无头晕、头痛，无恶心、呕吐，无意识障碍，无一过性昏迷，随即送往医院就诊，急诊行头部、胸部、腰椎、腹部及盆腔CT示，腰1椎体爆裂性骨折，腰硬右侧椎板及棘突骨折，骶椎末节及尾椎骨折，余下未见明显异常，未做特殊处理。以"腰1椎爆裂性骨折并双下肢不全瘫"收入院。自发病以来，精神状态一般，食欲一般，睡眠良好，大小便未解，体重无明显变化。

既往史：健康情况一般。既往患高血压、胆囊息肉、肝囊肿、慢性萎缩性胃炎伴糜烂5年余，血压最高达180/110mmHg，自服"马来酸依那普利"等治疗，既往有腰椎间盘突出症病史，腰痛伴左下肢疼痛麻木，未行系统治疗。患乙型病毒性肝炎、肝硬化5年余，自服"甘草酸苷"等治疗，否认其他传染病史。预防接种史不详。既往有节育手术史，曾因"肝硬化腹腔积液"行腹腔穿刺引流治疗。否认其他重大外伤及手术史。否认输血史。否认食物或药物过敏史。余系统回顾无异常。

个人史：否认吸烟史，否认饮酒史，常用药物不详，职业为农民，否认工业毒物接触史，否认粉尘接触史，否认放射性物质接触史，否认冶游史。

家族史：否认家族性遗传病史。

检查：体温36.5℃，脉搏82次/分，呼吸18次/分，血压132/78mmHg，身高161.0cm，体重65kg。发育正常，营养中等，精神可，强迫体位，查体合作。全身皮肤及黏膜无发绀、黄染、苍白，无皮疹，无皮下结节、瘢痕，无瘀点、紫癜、瘀斑、血肿，无肝掌、蜘蛛痣。全身浅表淋巴结未及肿大。头颅无畸形，五官端正。眼睑无水肿，巩膜无黄染，双侧瞳孔等大等圆，直径约为3mm，对光反射灵敏。外耳道无异常分泌物，乳突无压痛，鼻腔通气良好，双鼻窦区均无压痛。口唇红润，伸舌居中，口腔黏膜无溃疡，牙龈无出血。咽部无充血，双侧扁桃体无肿大。颈部无抵抗，颈静脉无怒张，气管居中，甲状腺无肿大、对称、无血管杂音，无触痛。胸廓对称无畸形，双肺呼吸运动对称，呼吸运动和呼吸频率正常，双肺叩诊呈清音，听诊双肺呼吸音清晰，未闻及干、湿性啰音。心前区无隆起，心尖冲动位于第五肋间左锁骨中线内侧1cm，搏动范围正常，心前区未触及震颤和心包摩擦感，心相对浊音界正常，心率82次/分，心律齐，各瓣膜听诊区未闻及病理性杂音。腹部平坦，腹式呼吸存在，无腹壁静脉曲张，未见胃肠型及蠕动波，腹软，全腹无压痛及反跳痛，肝、脾于肋缘下未触及，Murphy征阴性，未触及包块，肝上界位于右锁骨中线第5肋间，肝区、双肾区无叩痛，无移动性浊音，肠鸣音正常，肛门、外生殖器未查。肛门括约肌肌力Ⅴ级。全颈椎棘突无压痛；双侧上肢皮肤浅感觉正常；双侧上肢肌力Ⅴ级；双侧肱二头肌反射正常（2度）；双侧胸部皮肤浅感觉正常；腹壁反射（+）；腰₁棘突及棘旁肌有压痛，骶尾椎压痛明显；右侧臀大肌止点、梨状肌有压痛；脐平面至双侧腹股沟处皮肤浅感觉过敏，右侧大腿内外侧、小腿内外侧皮肤浅感觉减退，左侧大腿内外侧、小腿内外侧、双侧足背、足底皮肤浅感觉过敏，以左侧足底最明显；左侧拇背伸肌肌力Ⅳ级，余下肢肌力正常；双侧膝反射正常（2度），双侧踝反射未引出（0度）；双侧直腿抬高试验（-）；加强试验（-）；双侧Babinski征（-）。外院就诊，急诊行头部、胸部、腹部及盆腔CT，腰1椎体爆裂性骨折，腰硬右侧椎板及棘突骨折，骶椎末节及尾椎骨折，余下未见明显异常。

> 诊断　①腰1椎体爆裂性骨折并双下肢不全瘫；②骶尾椎多处骨折；③双肺挫伤；④双侧臀部软组织挫伤；⑤湿疹；⑥肝功能损害；⑦脂肪肝；⑧高脂血症。

二、诊疗经过

入院后给予患者绝对卧床、抗感染、化痰、营养神经、止痛等对症治疗，完善血常规（五分类）+血型（仪器法）：白细胞总数20.12×10^9/L，中性粒细胞绝对值18.75×10^9/L；心肌酶类检查（急）：天门冬氨酸氨基转移酶（AST）50.0IU/L，乳酸脱氢酶（IDH）4192IU/L；降钙素原检测（荧光定量法）：降钙素原（PCT）12.13ng/mL；肝功能检查（十三项）：谷丙氨酸氨基转移酶（ALT）50.9IU/L，天门冬氨酸氨基转移酶（AST）47.8IU/L，γ-谷氨酰转肽酶（γ-GGT）100.2IU/L，乳酸脱氢酶（LDH）456.9IU/L，胆碱酯酶（CHE）11.94IU/mL，总胆红素（TBIL）23.8μmol/L，直接胆红素（DBI）3.9μmol/L，间接胆红素（MBL）19.9μmol/L；血脂系列检查：总胆固醇（TCH）6.57mmol/L，载脂蛋白A1（APOA1）1.81g/L，同型半胱氨酸（tHcy）17.9μmol/L；X线骨密度测定根据ISCD诊断分类，该检查者骨密度在同龄人范围内。

骨盆及盆壁、胸腰段（以病变为中心）、胸部CT轴位，螺旋平扫+三维重建：①双肺各叶胸膜下炎症或合并肺挫伤；②腰1椎体爆裂性骨折，累及全柱；相应水平椎管狭窄、硬膜巅受压，椎旁软组织肿胀。胸椎骨质增生；③肝实质密度不均匀减低；④骶5椎及尾椎骨折，周围软组织肿胀，前方间隙渗出灶/积血；⑤腹主动脉及双侧髂动脉壁钙化。

骨盆正位、胸部正位、腰椎正侧位、胸椎正侧位带片：①双肺纹理增粗、模糊；考虑左下肺野少量炎症；②腰1椎体压缩骨折；③腰5/骶1椎间隙稍变窄；④骨盆骨质未见明显异常；⑤盆腔左侧圆形高密度影。盆腔内见导管影。双下肢血管检查，心血管彩超：双下肢动静脉未见明显异常。超声心动图检查，心血管彩超：左室舒张功能减退。双肾输尿管膀胱（男性含前列腺），胸腹彩超：双肾、膀胱、前列腺未见明显异常。肝胆胰脾，胸腹彩超：脂肪肝。胰、脾未见明显异常。

胸椎MRI，平扫+MRM，腰椎MRI，平扫+MRM：①考虑腰1压缩性、爆裂性骨折伴骨髓水肿，累及全柱及附件，椎体前后骨质突出，累及前后纵韧带，椎体后突致相应椎管变窄，脊髓受压、信号稍增高；②胸腰椎轻度骨质增生；③腰4/5、腰5/骶1椎间盘变性，轻度膨出并向后稍突出；④所见骶4、5椎体骨髓水肿；腰骶部皮下软组织水肿。

治疗过程：经积极治疗后患者左侧伸拇肌力已恢复至5级，双下肢麻痛感觉过敏较入院时减轻，复查炎症指标明显下降好转，围手术期排除手术禁忌证后，择期于2020年9月27日全麻下行腰椎骨折后路内固定脊柱融合术（腰1椎体爆裂性骨折后路切开复位胸12～腰2椎弓根钉棒系统内固定＋骨折整复＋脊神经后内侧支切断＋同种异体骨后外侧植骨融合术），术后卧床2周后佩戴胸腰支具扶双拐下床行走，行走后下肢无明显乏力，下肢活动可，但仍有下肢感觉过敏。

三、知识拓展

椎体爆裂性骨折是轴向负荷所致的脊柱前、中柱损伤。中柱损伤是该型的特点，也是与压缩性骨折区分的依据。如重物砸于头顶或背部，或高处坠落，足着地或臀部着地，脊柱受垂直方向的压力，致椎间盘髓核突出椎体中致椎体发生骨折如爆炸状粉碎。伤椎前柱与中柱均崩裂，可以是一个椎体的全部破碎，或是椎体的上半部或下半部粉碎。可能合并旋转移位，或椎体一侧严重压缩。伤椎后壁高度降低，两侧椎弓根的距离加大，后壁骨折块向椎管方向移位，常致硬脊膜前方受压，椎管变窄，或损伤脊髓、马尾。

四、讨论分析

患者现诊断腰1爆裂性骨折明确，有手术指征，若选择卧床4～6周保守治疗，远期容易并发迟发性椎管狭窄，椎体高度丢失引起后凸畸形可能，结合患者年龄、骨密度情况，需强固定，选择切开复位钉棒内固定撑开复位固定＋上椎板植骨融合手术，予患者及家属讲明手术方案，视其意愿选择治疗方案。早期佩戴胸腰支具辅助功能锻炼。围手术期基本排除手术禁忌证，评估患者手术耐受性可。

病例 ⑪　颈椎管狭窄

一、病例介绍

患者，男，32岁，教师，2023年6月23日入院。

主诉：颈部僵困疼痛，活动受限1年余，加重20余天。

现病史：患者自诉1年前无明显原因出现颈部僵硬酸困疼痛，双中指、无名指指尖麻木，活动受限，头晕，无恶心，无心前区疼痛，双下肢无疼痛麻木，无二便失禁，在当地医院就诊，诊断为"颈椎病"，给予针灸、拔罐、小针刀等中医治疗后好转出院。这20余天，上述症状加重，伴双下肢乏力，患者于2022年7月31日再次前往当地医院治疗，给予针灸、拔罐等中医治疗后病情未见明显好转，遂转院就诊，医师查看患者后以"颈椎椎管狭窄"收住入院。入院症见：患者神清，精神一般，颈部僵困疼痛，活动受限，无恶心，偶有头晕，无心慌、气短，食纳可，睡眠佳，大小便正常。

既往史：既往健康状况良好。否认疾病史。患乙型毒性肝炎二十余年，近期口服恩替卡韦1粒/d。预防接种史不详。否认手术史，否认外伤史。否认输血史。对花生、艾条过敏。余系统回顾无异常。

个人史：有6年吸烟史、20支/日，否认酗酒史，常用药物不详，职业为个体经营者，否认工业毒物接触史，否认粉尘接触史，否认放射性物质接触史，否认冶游史。

家族史：否认家族性遗传病史。

检查：颈椎生理曲度变直，颈肩部压痛，颈椎活动受限，臂丛神经牵拉试验（+），椎间孔挤压试验（+），双肩关节活动功能轻度受限，双上肢肌力Ⅳ＋级，左侧握力Ⅳ＋级，双上肢肌张力可，双侧肱二头肌、肱三头肌、桡骨膜反射减弱，霍夫曼征（+）。双下肢肌张力、肌力无明显减弱，双足及鞍区皮肤感觉无明显异常。双侧膝反射、跟腱反射可引出。病理反射未引出，四肢血运良好。颈椎MRI示：C_4～C_5、C_5～C_6椎间盘突出、C_5～C_6平面椎管狭窄，脊髓变性。颈椎间盘CT：$C_{4～5}$、$C_{5～6}$、$C_{6～7}$椎间盘后突出，$C_{5～6}$层面后纵韧带钙化、椎管狭窄。颈椎DR[正侧位（张口正位），双斜位，过屈过伸位]：①颈椎曲度直；②$C_{3～4}$、$C_{4～5}$、$C_{5～6}$左侧及$C_{5～6}$右侧椎间孔小。颈部血管彩超：双侧颈动脉超声未见明显异常；双侧颈内静脉、椎静脉超声未见明显异常。

> **诊断** ①颈椎管狭窄；②颈椎间盘突出；③颈部脊髓损伤（并不全瘫）；④$C_{5～6}$层面后纵韧带钙化。

二、诊疗经过

给予骨科护理常规，持续性；Ⅱ级护理（超过12h），持续性；普食；陪员一人。完善相关检查。甘露醇注射液每次250mL，静脉输液，1次/日；地塞米松磷酸钠注射液每次10mg，静脉输液，1次/日；0.9%氯化钠注射液（30滴/分）每次250mL；注射用盐酸罂粟碱（30滴/分），60毫克/次，静脉输液，1次/日。给予依托考昔片（1片/次，1次/日）共5片，每次120mg；巴氯芬片1片/次，3次/日，共30片，10毫克/次，口服以缓解疼痛；甲钴胺片（1片/次，3次/日）共100片，每次0.5mg，口服以营养神经；颈痛颗粒1袋/次，3次/日，共24袋，4克/次，口服以舒筋通络止痛。中医给予中医定向透药疗法（颈肩部）、中频脉冲电治疗（颈肩部）、中药塌渍治疗（大于10%体表面积)(颈肩部)、穴位贴敷治疗（足三里、涌泉、委中）、放射式冲击波疼痛治疗（RSWT)(颈肩部)以活血化瘀、舒筋通络。西医予营养神经、消肿止痛等对症治疗。给予中药口服以温筋解肌、通络止痛：桂枝10g，白芍10g，葛根30g，炙甘草10g，清半夏10g，麸炒白术10g，天麻10g，茯苓10g，陈皮10g，中药5付，每天一剂，煎药机煎药200mL，中药口服。待各项检查结果回报制定下一步诊疗计划。

手术名称：颈椎后路单开门椎管减压、钉板内固定植骨融合术。

手术经过：患者全麻，麻醉满意后取俯卧位。常规消毒铺无菌术巾。以 $C_{5/6}$ 为中心做纵形切口，长约6cm。依次切开皮肤、皮下组织、项韧带及项筋膜。定位针定位，确定椎体位置无误。分开两侧椎旁肌，充分显露两侧椎板至关节突部。切开 $C_{4/5}$、$C_{6/7}$ 棘上与棘间韧带。右侧为开门侧，以磨钻、椎板咬骨钳咬除右侧椎板全板开门，对侧为门轴侧，以磨钻开V形骨槽，保留椎板内侧骨皮质。向对侧牵拉，开门侧逐渐达10～15mm，于椎板下方分离硬膜外粘连组织。分别向 C_4、C_7 做潜行减压。术中见开门侧椎板与下方硬膜粘连明显，再于右侧侧块依次钻孔，依次置2块钢板，一端固定于侧块（1枚螺钉），一端固定于棘突（1枚螺钉），检查固定牢靠。（术中予以注射用甲泼尼龙琥珀酸钠80mg静脉输液、并以冰盐水冲洗创腔预防颈脊髓损伤。）反复冲洗伤口后在门轴侧植松质骨条一包。腔隙填塞明胶海绵。于切口两侧置放引流管2根。清点器械无误，逐层缝合伤口，敷料包扎。术中出血少、未输血。术毕，颈托外固定。

术后处理措施：①予全麻术后护理常规，持续性；骨科护理常规，持续性；Ⅰ级护理（超过12h），持续性；6～8h后普食；陪员一人；引流管引流，1次/日（负压，2根）；留置导尿，1次/日。心电监测；血氧饱和度监测；氧气吸入；②注射用兰索拉唑每次30mg，静脉输液，1次/日；甘露醇注射液每次250mL，静脉输液，1次/日；地塞米松磷酸钠注射液每次10mg，静脉输液，1次/日；注射用哌拉西林钠他唑巴坦钠每次2.5g，静脉输液，2次/日；锝（^{99m}TC）亚甲基二磷酸盐注射液，每次0.2μg，静脉输液，1次/日；注射用盐酸罂粟碱（30滴/分），每次60mg，静脉输液，1次/日；转化糖电解质注射液每次500mL，静脉输液，1次/日。依诺肝素钠注射液，每次4000IU，皮下注射1次/日；吸入用布地奈德混悬液，1毫克/次，硫酸特布他林雾化吸入溶液5毫克/次，吸入用乙酰半胱氨酸溶液0.6克/次，雾化吸入，2次/日。配合中医定向透药疗法，1次/日（双下肢）；中频脉冲电治疗，1次/日（双下肢）；穴位贴敷治疗，1次/日（足三里、涌泉、委中）；射频电疗，2次/日（颈部）；以抑酸护胃、脱水消肿、抗炎止痛、促进骨质代谢、改善呼吸功能、营养支持、扩容、预防血栓等。术后予以平卧位，密切观察手术部位伤口的渗出情况，嘱咐患者加强四肢以及肺部的功能锻炼。

术后复查颈椎DR[正侧位（张口正位）]：颈椎内固定术后，内固定器位于$C_{5~6}$椎体附件内，椎体后缘线连续。

三、知识拓展

颈椎管狭窄顾名思义为颈椎管各个方向径线减小，或者说容积减小。颈椎管狭窄可减少脊髓和神经的有效空间和血供，引起功能障碍。因此颈椎管狭窄症，是引起椎管狭窄和脊髓压迫的各种疾病的统称，不是单一特定的疾病。

狭义的颈椎管狭窄，即所谓原发性椎管狭窄，为先天性和发育性两种因素所致。广义的颈椎管狭窄则包括后天因素，即获得性颈椎管狭窄，而有不同的病理类型，如颈椎间盘疝出（软突出），单纯退变所致椎间盘突出（硬突出）、肿瘤、骨折及脱位、手术后、脊椎滑脱、Paget病、氟骨症、黄韧带骨化、后纵韧带骨化等。

颈椎管狭窄症的主要表现为四肢麻木、过敏或疼痛。大多数颈椎管狭窄症患者具有上述症状，且为始发症状。运动障碍多在感觉障碍之后出现，表现为锥体束征，为四肢无力僵硬不灵活。大多数从下肢无力、沉重、脚落地似踩棉花感开始，重者站立行走不稳，易跪地；需扶墙或双拐行走，随着症状的逐渐加重出现四肢瘫痪。大小便障碍一般出现较晚。早期为大小便无力，以尿频、尿急及便秘多见，晚期可出现尿潴留、大小便失禁。

四、讨论分析

颈椎管狭窄症是一种常见的脊柱外科疾病，后纵韧带和黄韧带的骨化、颈椎间盘退变、发育性椎管狭窄、外力性损伤以及肿瘤等均可导致此病，颈椎后路单开门椎管扩大成形术是临床上治疗多节段颈椎管狭窄症的常用方法。颈椎管狭窄症对患者身体健康、四肢功能活动、生活质量等造成严重影响。颈椎后路单开门椎管扩大成形术是通过外科手术将椎板的一侧打开，再将对侧椎板保留半侧皮质进行切断，从打开侧向另一侧掀开，使其结构呈"门轴"状，对患者椎管进行有效扩大，可缓解脊髓压迫症状，进而可促使患者颈椎功能、肢体功能等及时得到改善。

传统单开门采用丝线悬吊法，但由于丝线的稳定性不足以及椎板的回缩等因素，有时会造成"关门"的情况发生。而钛板具有适应性强、强度高等特点，通过使用钛板可使患者开门侧稳定性得到高效保障。有学者认为现今采用的微型钛板固定可提供更强的稳定性，降低轴性症状的发生率。有学者研究发现颈椎后路单开门使用微型钛板相较于丝线悬吊更能维持椎管扩大的效果，降低术后再关门的发生率。

术后出现轴性疼痛的临床表现多为颈项部及颈肩部疼痛，或伴有僵硬、沉重、肌肉酸胀等不适感，对患者的生活和工作造成严重影响。患者经过口服非甾体消炎止痛药物以及积极功能锻炼后，轴性疼痛症状多数会在 $1 \sim 6$ 个月内逐渐缓解。C_2 棘突作为颈半棘肌止点，C_7 棘突作为后方肌肉-韧带复合体的重要组成结构，在不影响减压范围的前提下，肌肉起止点结构均应尽量保留，这样患者能通过康复锻炼恢复至术前的状态，最大可能地降低轴性疼痛的发生。然而在进行具体手术治疗过程中发现，除了尽量保留 C_2 棘突肌止点外，还要尽量保留关节囊，切忌过度往外剥离肌肉组织，此外还要切除颈 $C_6 \sim C_7$ 椎体的部分棘突，降低因 $C_6 \sim C_7$ 的长棘突造成的疼痛刺激以及颈后肌肉失衡，同时固定微型钛板时也要多注意保护关节突关节，这样更能有效减少轴性疼痛的发生。

病例 ⑫　胸椎管狭窄（$T_{9/10}$、$T_{10/11}$）

一、病例简介

患者，男，40岁，农民，2023年7月19日入院。

主诉：双下肢麻木、无力4月。

现病史：4月前，无明显诱因出现偶发性双下肢麻木、无力，持续时间短，休息后无减轻，无头晕、恶心、腹胀等症状，后症状持续存在并有所加重，到外院就诊，行腰椎MRI示，Tnon椎间隙层面椎管狭窄，给以药物应用，无明显效果，近1月来出现下肢行走无力，跛行，无头痛、胸闷、发热，到外院就诊，行胸MRI示，$T_{9/10}$、$T_{10/11}$椎间隙层面椎管狭窄，黄韧带肥厚、钙化，建议手术治疗，门诊以"胸椎管狭窄症"为诊断入院。发病以来，神志清楚，精神尚可，饮食正常，睡眠一般，体力下降，大小便正常。

既往史：平素身体状况一般，否认高血压病史，否认糖尿病史，否认冠心病史，否认肝炎病史，否认结核病史，否认其他病史。预防接种史不详。

个人史：生于原籍，否认长期外地居住史。否认血吸虫病疫水接触史，否认疫区生活史，否认到过其他地方病或传染病流行地区及其接触史，否认烟酒及其他不良嗜好，否认工业毒物、粉尘、放射性物质接触史，否认冶游史。

家族史：否认家族性遗传病史。

检查：体温36.4℃，脉搏83次/分，呼吸20次/分，血压135/92mmHg，身高173.0cm，体重85.00kg。发育正常，营养中等，精神可，自主体位，查体合作。全身皮肤及黏膜无发绀、黄染、苍白，无皮疹，无皮下结节、瘢痕，无瘀点、紫癜、瘀斑、血肿，无肝掌、蜘蛛痣。全身浅表淋巴结未及肿大。头颅无畸形，五官端正。眼睑无水肿，巩膜无黄染，双侧瞳孔等大等圆，直径约为2.5mm，对光反射灵敏。外耳道无异常分泌物，乳突无压痛，鼻腔通气良好，双鼻窦区均无压痛。口唇红润，伸舌居中，口腔黏膜无溃疡，牙龈无出血。咽部无充血，双侧扁桃体无肿大。颈部无抵抗，颈静脉无怒张，气管居中，甲状腺无肿大、对称、无血管杂音、无触痛。胸廓对称无畸形，双肺呼吸运动对称，呼吸运动和呼吸频率正常，双肺叩诊呈清音，听诊双肺呼吸音清晰，未闻及干、湿性啰音。心前区无隆起，心尖冲动位于第五肋间左锁骨中线内侧1cm，搏动范围正常，心前区未触及震颤和心包摩擦感，心相对浊音界正常，心率83次/分，心律齐，各瓣膜听诊区未闻及病理性杂音。腹部平坦，腹式呼吸存在，无腹壁静脉曲张，未见胃肠型及蠕动波，腹软，全腹无压痛及反跳痛，肝、脾于肋缘下未触及，Murphy征阴性，未触及包块，肝上界位于右锁骨中线第5肋间，肝区、双肾区无叩痛，无移动性浊音，肠鸣音正常，肛门、外生殖器未查。双上肢活动及肌力正常，无肢体麻木，间歇性跛行，双下肢负重行走感行走不便、无力，负重时加重，平卧后减轻，胸腰段棘突及棘突旁双侧压痛、叩击痛，无放射痛，双下肢无力、酸沉，双侧髋关节4字试验阴性，双下肢直腿抬高试验阴性，双股四、二头肌、髂腰肌、腓肠肌、胫前肌、拇趾背伸肌力4+级，双膝、跟腱反射存在，双侧巴氏征阴性，双侧足背动脉搏动正常，足趾末梢循环正常。CT示$T_{9/10}$、$T_{10/11}$椎间隙层面椎管狭窄，黄韧带肥厚、钙化。

诊断　胸椎管狭窄症（$T_{9/10}$、$T_{10/11}$）。

二、诊疗经过

入院后完善相关检查，排除手术禁忌证，然后行胸椎后路椎管扩大植骨融合钉棒内固定术。

三、知识拓展

胸椎管狭窄症（thoracic spinal stenosis，TSS）是由发育性因素或椎间盘退变突出、椎体后缘骨赘及小关节增生、韧带骨化等因素导致的胸椎管或神经根管狭窄引起相应的脊髓、神经根受压的症状和体征。各种疾病引起胸椎管狭窄，除TOLF的压迫来自脊髓背侧以外，余均从脊髓腹侧压迫脊髓。引起胸椎管狭窄症的压迫多为椎管周围韧带组织骨化形成的骨性压迫。这与颈椎、腰椎的发育性椎管狭窄、软组织形成的压迫不同。病理形态分型的研究从病理学结合影像学可分为局灶型、连续型和跳跃型，其中连续型占多数。

胸椎管狭窄症并不少见，虽然只有很少一部分患者产生脊髓压迫的临床症状，但是由于其能够严重影响人们正常生活与工作，致瘫率高，因而临床诊断困难，手术治疗风险大，因而必须予以高度重视。

退变性胸椎管狭窄见于中年以上患者，主要由于胸椎的退行性变致椎管狭窄，其病理改变主要有：①椎板增厚骨质坚硬，有厚达20 ~ 25mm者；②关节突起增生、肥大，向椎管内聚，特别是上关节突向椎管内增生前倾，压迫脊髓后侧方；③黄韧带肥厚可达7 ~ 15mm。在手术中多可见到黄韧带有不同程度骨化。骨化后的黄韧带与椎板常融合成一整块骨板，使椎板增厚可达30mm以上。多数骨质硬化，呈象牙样改变。少数患者椎板疏松，出血多，称为黄韧带骨化症；④硬膜外间隙消失，胸椎硬膜外脂肪本来较少，于椎管狭窄后硬膜外脂肪消失而静脉淤血，故切开一处椎板后，常有硬膜外出血；⑤硬脊膜增厚，有的患者可达2 ~ 3mm，约束着脊髓。当椎板切除减压后，硬膜搏动仍不明显，剪开硬膜后，脑脊液搏动出现。多数患者硬膜轻度增厚，椎板减压后即出现波动。由上述病理改变可以看出，构成胸椎管后壁及侧后壁（关节突）的骨及纤维组织，均有不同程度增厚，向椎管内占位使椎管狭窄，压迫脊髓。在多椎节胸椎管狭窄中，每个椎节的不同部位，其狭窄程度并不一致，以上关节突上部最重，由肥大的关节突，关节囊与增厚甚至骨化的黄韧带一起向椎管内突入，呈一横行骨纤维踏或骨嵴压迫脊髓。在下关节突起部位则内聚较少，向椎管内占位少，压迫脊髓较轻。二者相连呈葫芦腰状压迫，多椎节连在一起则呈串珠状压痕。脊髓造影或MRI改变可显示此种狭窄病理；⑥胸椎退变，上述胸椎管狭窄仅是其病理改变的一部分。还可见到椎间盘变窄，椎体前缘侧缘骨赘增生或形成骨桥，后缘亦有骨赘形成者，向椎管内突出压迫脊髓。除胸椎退变外，还可见到颈椎或腰椎有退行改变，以搬运工人、农民等重体力劳动者较多，胸椎退变可能与重体力劳动有关。胸椎后纵韧带骨化所致胸椎管狭窄：其可以是单椎节，亦可为多椎节，增厚并骨化的后纵韧带可达数毫米，向椎管内突出压迫脊髓。胸椎间盘突出：其多发生在下部胸椎，单独椎间盘突出压迫胸脊髓或神经根者，称胸椎间盘突出症。

四、讨论分析

结合患者病史、查体及相关辅助检查，目前诊断：胸椎管狭窄症（$T_{9/10}$、$T_{10/11}$），诊断明确，经保守治疗后，症状未见改善，已影响下肢行走、生活，有明确手术指征，术前检查淋巴细胞计数及白蛋白及前白蛋白数值正常，血糖在正常范围，在全麻下行胸椎后路椎管扩大植骨融合钉棒内固定术。术中应对措施：①术中仔细操作，密切观察患者生命体征变化，血压、出血量及心率变化；彻底止血，术前备血；②术中控制性降压，避免术中血压的极度波动，防止血压过高或过低，术中晶体及胶体液维持容量平衡；③术中仔细操作，钝性分离粘连，避免硬膜的撕裂破损，避免损害；④术中电生理监测，同时应用超声骨刀，术中应用甲强龙，冲击保护。

胸椎管狭窄，一般会表现为胸腰部疼痛，患者会觉得有紧缩感，要及时地进行相关的治疗。比如，患者早期的时候可以进行保守治疗。如果患者经过保守治疗效果不理想，一般要进行手术治疗，主要是进行胸椎的椎管成形术。胸椎管狭窄症的发病年龄多在中年，好发部位为下胸椎，主要位于$T_{7\sim11}$节段，但在上胸段，甚至T_{12}段也可遇到。

本病发展缓慢，起初多表现为下肢麻木、无力、发凉、僵硬及不灵活，双侧下肢可同时发病，也可一侧下肢先出现症状然后累及另一侧下肢。约半数患者有间歇性跛行，行走一段距离后症状加重，需弯腰或蹲下休息片刻方能再走。较重者存在站立及步态不稳，需持双拐或扶墙行走，严重者胸腹部有束紧感或束带感，胸闷、腹胀，如病变平面高而严重者有呼吸困难。半数患者有腰背痛，有的时间长达数年，但仅有1/4的患者伴腿痛，且疼痛多不严重，大小便功能障碍出现较晚，主要为解大小便无力，尿失禁少见。患者一旦发病多呈进行性加重，缓解期少而短。病情发展速度快慢不一，快者数月即可发生截瘫。

胸椎管狭窄症的基本治疗原则，非手术治疗一般无效，手术是目前治疗该病的唯一有效方法。因此，本病一经确诊，应尽快进行手术治疗，特别是对脊髓损害短期内呈进行性加重的患者，更应在脊髓发生不可逆性损害之前进行手术。

本病常用的术式为胸椎后路全椎板切除减压术，可直接解除椎管后壁的压迫。减压后脊髓轻度后移间接缓解前壁的压迫，减压范围可按需要向上、下延长，在直视下手术操作较方便和安全；对合并有旁侧型椎间盘突出者可同时摘除髓核。

病例 ⑬ 腰椎管狭窄

一、病例简介

患者，女，72岁，退休职工，2019年12月1日入院。

主诉：腰痛伴右下肢麻木2月余。

现病史：患者于2月余前无明显诱因下出现腰痛伴右下肢麻木，主要为弯腰及体力活动时疼痛，无明显放射痛。伴右侧臀部及右下肢外侧麻木，右下肢轻度乏力，无明显跛行症状。患者至我院门诊就诊，查MRI提示：$L_{3～5}$椎间盘向后正中突出。$L_{3～5}$层面黄韧带增厚，椎管及双侧侧隐窝狭窄。今为进一步治疗来院就诊，门诊以"①腰椎管狭窄；②腰椎间盘突出症"收入院。自发病以来，精神状态一般，食欲一般，睡眠良好，大便正常，小便正常，体重无明显变化。

既往史：平素身体状况一般，否认糖尿病史，否认冠心病史，否认肝炎病史，否认结核病史，否认其他病史。预防接种史不详。

个人史：生于原籍，否认长期外地居住史。否认血吸虫病疫水接触史，否认疫区生活史，否认到过其他地方病或传染病流行地区及其接触史，否认烟酒及其他不良嗜好，否认工业毒物、粉尘、放射性物质接触史，否认冶游史。

家族史：否认家族性遗传病史。

检查：体温36.30℃，脉搏71次/分，呼吸20次/分，血压125/166mmHg，身高155cm，体重67kg。发育正常，营养中等，精神可，自主体位，查体合作。全身皮肤及黏膜无发绀、黄染、苍白，无皮疹，无皮下结节、瘢痕，无瘀点、紫癜、瘀斑、血肿，无肝掌、蜘蛛痣。全身浅表淋巴结未及肿大。头颅无畸形，五官端正。眼睑无水肿，巩膜无黄染，双侧瞳孔等大等圆，直径约为3mm，对光反射灵敏。外耳道无异常分泌物，乳突无压痛，鼻腔通气良好。口唇红润，伸舌居中，口腔黏膜无溃疡，牙龈无出血。咽部无充血，双侧扁桃体无肿大。颈部无抵抗，颈静脉无怒张，气管居中，甲状腺无肿大、对称、无血管杂音、无触痛。胸廓对称无畸形，双肺呼吸运动对称，呼吸运动和呼吸频率正常，双肺叩诊呈清音，听诊双肺呼吸音清晰，未闻及干、湿性啰音。心前区无隆起，心尖冲动位于第五肋间左锁骨中线内侧1cm，搏动范围正常，心前区未触及震颤和心包摩擦感，心相对浊音界正常，心率71次/分，心律齐，各瓣膜听诊区未闻及病理性杂音。腹部平坦，腹式呼吸存在，无腹壁静脉曲张，未见胃肠型及蠕动波，腹软，全腹无压痛及反跳痛，肝、脾于肋缘下未触及，Murphy征阴性，未触及包块，肝上界位于右锁骨中线第5肋间，肝区、双肾区无叩痛，无移动性浊音，肠鸣音正常，肛门、外生殖器未查。脊柱及四肢见专科检查。脊柱生理弯曲存在，$L_{3\sim5}$棘突轻压痛，无叩击痛。右侧臀部及右下肢、右足外侧皮肤痛触觉感觉减弱，右下肢肌力Ⅳ级（+）。直腿抬高试验（－）、加强试验（－），股神经牵拉试验（－）。病理征阴性，余肢体查体无异常。MRI（2019年11月22日本院），$L_{3\sim5}$椎间盘向后正中突出。$L_{3\sim5}$层面黄韧带增厚，椎管及双侧侧隐窝狭窄。

> 诊断 ①腰椎管狭窄；②腰椎间盘突出症；③乳腺癌术后；④左膝关节骨关节炎清理术后；⑤骨质疏松症。

二、诊疗经过

入院后完善相关检查，腰椎相关检查提示责任节段$L_{3/4}$、$L_{4/5}$椎管狭窄，保守治疗效果差，手术意愿强，具有明确手术指征，无明显禁忌证后于2019年12月4日在全麻下行MED镜及磨钻系统辅助下后路$L_{3/4}$、$L_{4/5}$椎管狭窄经右侧椎板间隙行脊髓和神经根粘连松解+椎间盘髓核摘除+椎间植骨cage植入融合+经皮椎弓根钉棒系统内固定+椎管及神经根管扩大减压术，手术顺利，术后予预防感染、止痛、止血、神经营养、激素减轻神经脊髓水肿、保护胃黏膜等对症治疗。现患者术后恢复良好。

三、知识拓展

　　腰椎管狭窄症是指由各种原因引起的骨质增生或纤维组织增生肥厚，导致椎管或神经根管的矢状径较正常者狭窄，刺激或压迫由此通过的脊神经根或马尾神经而引起的一系列临床症状。它是导致腰痛或腰腿痛的最常见原因之一。腰椎管狭窄包括3个部分，即主椎管、神经根管及椎间孔狭窄。发育性腰椎管狭窄症发病大多在中年以后，而退变所致者多见于老年。本病男性多于女性。

　　先天发育性腰椎管狭窄症主要是由于椎节在生长过程中发育不良造成的，导致椎管本身和/或神经根管狭窄，致使神经受到刺激和压迫而引发一系列的临床症状，但仅占腰椎管狭窄症患者的1%~2%。

　　临床上更为多见的是后天获得性腰椎管狭窄症，多是由于腰椎的退行性变引起的，包括黄韧带的肥厚与松弛、小关节和椎体后缘骨质的退变增生肥大、椎间盘的突出与脱出等病理解剖改变，在临床上分为椎管的中央狭窄、周边侧隐窝狭窄、神经根管狭窄以及腰椎滑脱。

　　其他如外伤、腰骶椎手术后产生的医源性因素等也可引起椎管的狭窄。当狭窄到一定程度，就会出现神经压迫症状，表现为间歇性跛行；当狭窄严重时就会产生马尾神经综合征，表现为会阴区感觉异常和大小便障碍。当人体后伸时，椎管容积会进一步减小，导致症状加重。

　　脊髓行走于椎管内，并分出总共31对脊神经，从相应节段的椎间孔穿出。在胚胎3个月前，脊髓占据整个椎管，但随后脊髓的生长速度远不及椎管，因此脊髓下端逐渐上移，出生时脊髓末端相当于L_3水平，成年时，脊髓末端的位置相当于L_1椎体下缘或L_2椎体的上缘。所以腰骶神经都拉得很长，近似垂直下行，构成马尾。当椎管、神经根管或椎间孔因先天性或后天各种因素异常，导致单一平面或多平面的一处或多处椎管管腔和/或椎间孔内径减少时，就会产生马尾和神经根的刺激和压迫从而引起相应症状。腰椎管狭窄症的实质是椎管管径小造成椎内神经受压，而引起的一系列临床症状。腰椎管狭窄可导致狭窄的椎管内静脉压力增加，椎管内出现炎性水肿，发生粘连，马尾神经缺血及神经炎症出现，这是产生临床症状的重要原因。腰椎管狭窄症发病主要在中年以后，男性多于女性，可能和男性劳动强度和腰部负荷较大有关。

四、讨论分析

患者经保守治疗后，症状无明显改善，手术指征明确，手术方式可在全麻下行MED辅助下后路$L_{3/4}$、$L_{4/5}$椎管狭窄经右侧椎板间隙行脊髓和神经根粘连松解＋椎间盘髓核摘除＋椎间植骨cage植入融合＋经皮椎弓根钉棒系统内固定＋椎管及神经根管扩大减压术。

结合患者症状体征及影像学检查，目前诊断腰椎管狭窄症明确，具有手术指征。手术治疗应椎管减压、退变椎间盘摘除、植骨融合、钉棒系统内固定。可经腰后路行椎板减压、髓核摘除、椎间植骨融合内固定术。行全椎板手术可在直视下操作神经根及硬膜囊，安全性较高，能有效确切地解除压迫，但全椎板手术剥离肌肉较多，脊柱后方复合体破坏较大，术中出血较多，甚至术中过度牵拉导致神经根及硬膜囊受损等。MIS-TLIF手术疗效与常规TLIF手术相当，经椎间孔入路腰椎椎间融合的方法，在一定程度上减少后纵韧带的损伤，减少神经根牵拉，降低术中神经根损伤、硬膜损伤及周围静脉丛出血及术后硬膜外瘢痕形成可能性，有着手术创伤小、术中出血少、术后患者住院时间短等明显优势。同时多阶段内固定时可运用经皮椎弓根螺钉内固定，可进一步减少腰背部肌肉的剥离。该患者为右侧症状，可MED辅助下后路$L_{3/4}$、$L_{4/5}$椎管狭窄经右侧椎板间隙行脊髓和神经根粘连松解＋椎间盘髓核摘除＋椎间植骨cage植入融合＋经皮椎弓根钉棒系统内固定＋椎管及神经根管扩大减压术。

病例 ⑭　胸椎管内肿瘤

一、病例简介

患者，男，53岁，农民，2023年10月3日入院。

主诉：腰背部疼痛、活动受限4年，双下肢酸沉、行走无力、不稳20d。

现病史：4年前患者无诱因出现下腰背部疼痛，劳累后加重，休息后减轻，无下肢麻木及大小便异常，来医院诊治，行腰椎MRI示，腰椎间盘突出症，给以口服药物应用，症状有所缓解，症状间断反复出现，给以对症治疗；1年前开始出现胸腰段背部疼痛，给以口服药物应用，对症处理：6个月前，胸腰段及下腰背部疼痛、活动受限，无下肢麻木及大小便异常，前往诊所就诊，给予局部药物注射治疗（封闭1次，1周治疗四次）及口服药物应用，治疗后疼痛稍减轻，仍疼痛，后又前往卫生院就诊，给予磁共振检查示，腰椎间盘突出，给予口服药物应用，治疗后症状未见明显好转；20d前，患者双下肢酸沉、麻木、行走无力不稳，无腹胀、发热，自行口服药物应用，用药后症状未见明显好转，今患者为进一步治疗前来医院就诊，门诊查体后行磁共振检查示：$T_{11\sim12}$节段椎管内占位，建议进一步增强MRI，$T_{5\sim6}$、$T_{7\sim8}$椎体椎间盘突出（中央型），$T_{7、8}$椎体许莫氏结节，$L_{1\sim2}$、$L_{3\sim4}$、$L_5\sim S_1$椎间盘突出（中央型），$L_{2\sim3}$椎间盘膨出，$L_{4\sim5}$椎间盘突出（左旁中央型）；门诊阅片后以"胸椎管占位"收入院。发病以来，神志清楚，精神尚可，饮食正常，睡眠一般，乏力，大小便尚能控制。

既往史：平素身体状况一般，否认糖尿病史，否认冠心病史，否认肝炎病史，否认结核病史，否认其他病史。预防接种史不详。

个人史：生于原籍，否认长期外地居住史。否认血吸虫病疫水接触史，否认疫区生活史，否认到过其他地方病或传染病流行地区及其接触史，否认烟酒及其他不良嗜好，否认工业毒物、粉尘、放射性物质接触史，否认冶游史。

家族史：否认家族性遗传病史。

检查：体温36.5℃，脉搏94次/分，呼吸22次/分，血压143/170mmHg，身高181.0cm，体重91.00kg。发育正常，营养中等，精神可，自主体位，查体合作。全身皮肤及黏膜无发绀、黄染、苍白，无皮疹，无皮下结节、瘢痕，无瘀点、紫癜、瘀斑、血肿，无肝掌、蜘蛛痣。全身浅表淋巴结未及肿大。头颅无畸形，五官端正。眼睑无水肿，巩膜无黄染，双侧瞳孔等大等圆，直径约为2.5mm，对光反射灵敏。外耳道无异常分泌物，乳突无压痛，鼻腔通气良好，双鼻窦区均无压痛。口唇红润，伸舌居中，口腔黏膜无溃疡，牙龈无出血。咽部无充血，双侧扁桃体无肿大。颈部无抵抗，颈静脉无怒张，气管居中，甲状腺无肿大、对称、无血管杂音、无触痛。胸廓对称无畸形，双肺呼吸运动对称，呼吸运动和呼吸频率正常，双肺叩诊呈清音，听诊双肺呼吸音清晰，未闻及干、湿性啰音。心前区无隆起，心尖冲动位于第五肋间左锁骨中线内侧1cm，搏动范围正常，心前区未触及震颤和心包摩擦感，心相对浊音界正常，心率94次/分，心律齐，各瓣膜听诊区未闻及病理性杂音。腹部平坦，腹式呼吸存在，无腹壁静脉曲张，未见胃肠型及蠕动波，腹软，全腹无压痛及反跳痛，肝、脾于肋缘下未触及，Murphy征阴性，未触及包块，肝上界位于右锁骨中线第5肋间，肝区、双肾区无叩痛，无移动性浊音，肠鸣音正常，肛门、外生殖器未查。跛行，步态不稳，双下肢负重后步态不稳、无力，胸腰段及下腰椎活动受限；胸腰段、下腰椎棘突旁压痛、叩击痛（+），下肢放射痛（-）；双下肢酸沉、无力，双下肢直腿抬高试验（-），加强试验（-）；双下肢皮肤感觉减退，双侧股四头肌、髂腰肌、腓肠肌、胫前肌、跨趾背伸肌肌力5-级，双股二头肌肌力4-级，双下肢4字征阴性，双侧髋关节活动可；双下肢肌张力正常，双侧巴氏征（-），双侧膝腱、跟腱反射稍亢进，双侧足背动脉搏动可触及，足趾循环正常。腰椎JOA评分：1+1+0+2+1+1+1+1+1+1+1+0+1＝12分。辅助影像检查：脊柱MRI（图3-3）示$T_{11\sim12}$节段椎管内占位，$T_{5\sim6}$、$T_{7\sim8}$椎体椎间盘突出（中央型），$T_{7、8}$椎体许莫氏结节，$L_{1\sim2}$、$L_{3\sim4}$、$L_5\sim S_1$椎间盘突出（中央型），$L_{2\sim3}$椎间盘膨出，$L_{4\sim5}$椎间盘突出（左旁中央型）。

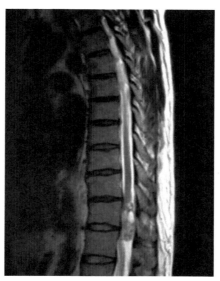

图3-3　术前MRI

诊断　胸椎管内占位（神经鞘瘤？性质待定）。

二、手术经过

入院后完善相关检查，排除手术禁忌证，然后行后入路胸椎管内肿瘤显微镜下切除＋胸椎后路椎管扩大减压钉棒内固定＋横突及关节突处植骨融合术。术中见图3-4，术后见图3-5。

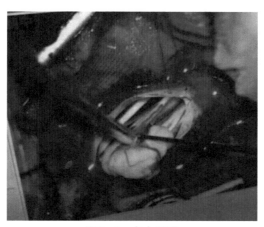

图3-4　术中所见

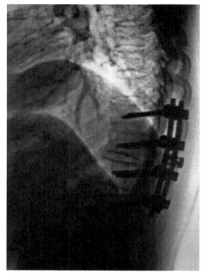

图3-5　术后

三、知识拓展

胸椎管内肿瘤是指发生于胸段脊髓本身及椎管内与脊髓邻近的各种组织（如神经根、硬脊膜、血管、脂肪组织、先天性胚胎残余组织等）的原发性肿瘤或转移性肿瘤的总称。椎管内肿瘤可压迫脊髓和神经，引起肢体运动和感觉障碍。

椎管内肿瘤的病变较隐匿缓慢，个别也有起病较急的。要注意首发症状以及病程发展的先后顺序。脊髓压迫症是其最主要的临床表现，病程多在1～3年。起病以神经根痛、运动障碍和感觉障碍为首发症状的各占约1/3。国内报道椎管内肿瘤以神经根痛起病最为常见，其次为运动障碍和感觉障碍。神经根痛在神经鞘膜瘤患者中表现尤为突出，疼痛多为难以忍受的胀痛，进行性加重，夜间卧床休息疼痛明显，行走活动时可缓解；而脊膜瘤则较少出现，故对定性诊断有重要参考价值。椎管内肿瘤的诊断除根据临床的症状和体征外，影像学检查也必不可少。除细致和反复的神经系统检查外，也不可忽视全身的检查。如背部中线及其附近的皮肤有窦道或陷窝，常提示椎管内的病变是胚胎残余肿瘤等。怀疑转移性肿瘤时注意检查原发病灶。一旦确诊为脊髓肿瘤，则应进一步进行定位诊断。

四、讨论分析

该患者腰背部疼痛，活动受限4年，胸椎磁共振提示$T_{11\sim12}$占位，不均匀强化，瘤内病变，符合神经鞘瘤临床诊断明确，具体手术指征，无明确禁忌证，依据神经鞘瘤神经外科诊疗指南疾病诊疗指南和技术操作规范，可在全醉方式下，进行后正中入路椎管内肿瘤切除术手术。针对该患者的大出血、颅内感染、神经根损伤、不能全切风险具体情况，注意做好以下应对措施：①严密止血、术前备血；②严格消毒，严格按神经外科操作规范执行；③仔细分离肿瘤与神经根粘连，尽可能全切肿瘤，如肿瘤与神经根粘连严重，为保护神经根可能需残留肿瘤，但神经鞘瘤需截断神经根。术后应高度关注患者下肢活动情况，及切口是否渗液等问题；④电生理监测下手术。

椎管内肿瘤是椎管内原发性和继发性肿瘤的统称。其一，原发性的椎管肿瘤，如脊膜瘤、神经鞘瘤、神经纤维瘤、血管网状细胞瘤、室管膜瘤、星形细胞瘤等，都是起源于椎管内自身组织的肿瘤。其二，继发性椎管肿瘤，主要是指肿瘤细胞转移到椎管内形成的肿瘤，如肺癌、乳腺癌、前列腺癌等转移所形成的肿瘤。椎管内肿瘤是一种原发的椎管内肿瘤，主要发生在脊髓、脊膜、神经根和各种周围软组织。它在中枢神经系统中很常见。随着CT和MRI在临床上的广泛应用，椎管内肿瘤的早期诊断成为可能。

牙根痛是早期最明显的症状，通常从一侧开始。由于椎管内肿瘤常发生在脊髓背外侧，早期刺激脊神经背根，放射引起的神经根痛的最初症状是腰痛、颈痛和肩痛。如无牙根痛，感觉异常症状出现较晚；少数患者可能没有明显的牙根痛，只有轻微的感觉障碍。如果脊柱内的肿瘤位于脊髓腹侧，它可能没有根疼痛，而是出现运动神经根的刺激症状。病程后期脊髓横断损伤，表现为病理水平以下的肢体痉挛性麻痹、感觉障碍、自主神经障碍和营养障碍，膀胱、直肠括约肌功能障碍。大部分的疼痛是夜间休息时的疼痛。患者在凌晨1～2点从睡梦中醒来，被迫坐起或起床以减轻疼痛。椎管长度由完全延长约7cm变为完全弯曲。仰卧位时，牵拉脊柱纵轴的神经根,易受肿瘤压迫和刺激。腰椎间盘突出症患者躺下后疼痛较轻,夜间很少出现突发性疼痛。

手术治疗是椎管内肿瘤最主要的治疗方法,如果病变有残留,术后再予以放疗和化疗,椎管肿瘤也可以得到比较好的控制,椎管内肿瘤是临床上比较常见的一类肿瘤,在治疗策略上以手术治疗为主,有3/4左右的椎管肿瘤都属于良性肿瘤,通过纤维外科手术的方法能够实现肿瘤全切,在肿瘤全切之后一般也不需要放化疗,患者的神经能够逐步恢复到正常的状态,另外有1/4左右的椎管肿瘤,属于恶性肿瘤或者偏恶性肿瘤,对于这类肿瘤依然以综合多学科治疗为主。

病例 ⑮　颈6～7椎体滑脱（Ⅳ度）

一、病例简介

患者，女，41岁，农民，2022年8月28日入院。

主诉：车祸外伤后颈部疼痛、四肢活动障碍7h余。

现病史：患者7h前车祸外伤后致颈部疼痛，当即感四肢无力及感觉麻木，不能主动活动，伴短暂昏迷，被人救起后急送至当地医院，检查颈椎CT示，$C_{6\sim7}$椎体Ⅳ度滑脱，为进一步治疗转院，急诊检查后以"$C_{6\sim7}$椎体滑脱，颈髓损伤伴四肢不全瘫"收入院，受伤以来，神志清楚，精神可，未进饮食，大便未解，小便留置尿管。

既往史：平素身体状况良好，否认高血压病史，否认糖尿病史，否认冠心病史，否认肝炎病史，否认结核病史，否认其他病史。预防接种史不详。

个人史：生于原籍，否认长期外地居住史。否认血吸虫病疫水接触史，否认疫区生活史，否认到过其他地方病或传染病流行地区及其接触史，否认烟酒及其他不良嗜好，否认工业毒物、粉尘、放射性物质接触史，否认冶游史。绝经前月经规律，无异常痛经史，无异常流血史，无异常白带史。

家族史：否认家族性遗传病史。

检查：体温36.4℃，脉搏76次/分，呼吸18次/分，血压117/81mmHg。发育正常，营养中等，神志清楚，精神尚可，自动体位，推入病房，查体合作。全身皮肤黏膜无黄染、出血点、蜘蛛痣及皮疹，全身浅表淋巴结无肿大及压痛。头部无畸形，眼睑无浮肿、下垂及闭合不全，巩膜无黄染，结膜无充血水肿，角膜透明，双侧瞳孔等大等圆，直径约为2.5mm，对光反射灵敏。眼球活动自如。耳郭正常，无畸形，外耳道通畅，无异常分泌物。鼻外形正常无畸形，无鼻翼，双侧鼻腔通畅，无异常分泌物及出血，口唇红润，无皲裂及色素沉着，伸舌居中，口腔黏膜无异常，扁桃体无肿大，咽部无充血水肿，咽反射正常。颈软，无抵抗，未见颈静脉怒张，颈动脉搏动正常，未闻及明显血管杂音，气管居中，甲状腺正常，无肿大，未触及明显震颤，未见包块。胸廓对称无畸形，胸骨无压痛，肋间隙正常，呼吸运动两侧对称，语颤两侧对称，未触及胸膜摩擦感，两肺呼吸音清，未闻及干湿性啰音。心前区无隆起，心尖冲动不能明视，未闻及震颤，心率76次/分，心律规则，心音正常，心脏各瓣膜听诊区未闻及病理性杂音。腹部平坦，全腹柔软，全腹无压痛及反跳痛，未触及腹部包块，肝脾肋下未触及。腹部移动性浊音阴性，肠鸣音正常。双肾区无叩痛。肛门与直肠及生殖器未查。生理弯曲存在，颈部颈托制动。颈后方有压痛及叩击痛，无明显放射痛。四肢：双侧三角肌肌力，双侧肱二头肌、肱三头肌肌力3级，双前臂伸屈肌群肌力1级，双手握力0级，双侧肱二头肌反射、肱三头肌反射及桡骨膜反射未引出，双上肢尺侧及双手皮肤感觉消失，双侧霍夫曼征阴性。胸骨角平面以下皮肤感觉消失，双下肢肌力0级。双侧膝腱反射及跟腱反射未引出，巴氏征阴性，会阴部感觉消失，余未见异常。CT（2017年9月17日），$C_{6\sim7}$椎体完全滑脱，脊髓受压，C_6椎体后缘及C_7椎体前缘撕脱骨折。双下肺挫伤。头顶部及左颞枕部软组织肿胀。

> 诊断 ①$C_{6\sim7}$椎体滑脱（Ⅳ度）；②颈髓损伤并四肢不全瘫；③双肺挫伤；④头顶部及左颞枕部软组织损伤。

二、诊疗经过

入院后完善检查，行颈后路减压椎弓根钉内固定术，术后药物治疗，功能康复治疗。

三、知识拓展

颈椎滑脱一般是指上一个颈椎向下一个椎体的前方自发性移位。

由下列因素导致：①齿状突与枢椎之间的先天性融合失败；②寰椎横韧带的炎症性软化；③由于既往的外伤或类风湿性关节炎所致的不稳定。齿状突的先天性未融合：偶尔齿状突与枢椎之间未能骨性融合，仅由纤维组织联结。在负重的不断压力下，纤维组织联结逐渐受到牵张，导致齿状突连同寰椎与头颅一起逐渐向枢椎前方滑脱。齿状突骨折也可导致同样情况。寰椎横韧带的炎症性软化：这种类型的基本病因是上颈部的炎症性病变，如类风湿性关节炎或喉部或淋巴腺的感染。环椎骨质变疏松，横韧带软化，其结果是寰椎易于向枢椎前方滑脱。因既往损伤或关节炎所致的不稳定：颈椎任何平面的外伤性骨折脱位或半脱位，均可引起持久性不稳定，在外伤数月或数年之后，易于缓慢发生再脱位。

四、讨论分析

对于外伤性颈椎完全4度滑脱并脊髓损伤截瘫病例，应用颈后路椎板减压复位椎弓根钉内固定手术治疗。咬除部分绞锁的关节突，牵引复位颈椎，打入椎弓根钉并提拉复位固定，并双侧椎板切除除压，扩大椎管，将切除的骨质制成颗粒状骨植入钉棒外侧。减压充分，避免前路复位困难的弊端，且固定牢固，恢复颈椎稳定性，为脊髓恢复创造良好条件。但该术式需要徒手置入椎弓根钉，学习曲线较陡峭。

病例 ⑯ 腰椎滑脱症

一、病例简介

患者，女，57岁，农民，2022年6月3日入院。

主诉：腰部疼痛伴左腿麻木6个月。

现病史：患者自诉6个月前无明显诱因出现腰部僵硬酸困疼痛，伴左下肢疼痛麻木无力，酸胀疼痛，症状反复发作，劳累后加重休息后稍缓解，遂至当地医院住院治疗，行腰椎CT检查示：腰椎左侧侧弯，L_4椎体向前滑脱，$L_{3/4}$、$L_{4/5}$、L_5S_1椎间盘突出，同平面继发椎管狭窄，腰椎骨质增生，经予以针灸、按摩等中医治疗后症状缓解，出院后患者再次出现腰腿痛不适，症状进行性加重，为求进一步系统诊治，遂来医院就诊，要求住院治疗，医师查看患者后以"腰椎滑脱"收住入院。入院症见：患者神清，精神可，腰部疼痛，伴左下肢酸困麻木，活动受限，食纳可，睡眠可，大小便正常。

既往史：健康情况一般。具有高血压、慢性支气管炎病史，最高血压达180/100mmHg，长服用硝苯地平控释片、缬沙坦药物控制血压，沙丁胺醇片以控制慢支，现已停药3月。否认糖尿病、冠心病等疾病否认传染病史。预防接种史不详。一年前因胆结石做胆囊切除术，否认其他重大外伤及手术史。否认输血史。患者自述对青霉素过敏，其余过敏药物不详。

个人史：否认吸烟史，否认饮酒史，常用药物硝苯地平、缬沙坦药物，职业为农民，否认工业毒物接触史，否认粉尘接触史，否认放射性物质接触史，否认冶游史。初潮年龄14岁，绝经年龄52岁，月经周期规律，月经失血量正常，无血块、痛经、白带。

家族史：否认家族性遗传病史。

检查：腰椎向左侧弯畸形，$L_3 \sim S_1$椎体棘突及左侧椎旁压痛、叩击痛（+），腰部活动受限，前屈约50°，压腹试验、闭气挺腹试验（-），左侧梨状肌出口压痛并向下肢放射，双侧髋关节功能活动无明显受限，"4"试验阴性，双髋部无叩击痛，直腿抬高试验：左侧约60°（+），股神经牵拉试验阴性，腰背伸试验阴性，左下肢肌张力减弱，肌力约Ⅳ级，左足踇背伸肌力约Ⅳ-级。鞍区皮肤感觉无明显异常。双侧膝反射、跟腱反射正常。病理反射未引出，四肢血运良好。腰椎CT示：腰椎左侧侧弯，L_4椎体向前滑脱，$L_{3/4}$、$L_{4/5}$、L_5、S_1椎间盘突出，同平面继发椎管狭窄，腰椎骨质增生。腰椎椎体CT：$L_{1\sim2}$、$L_{2\sim3}$、$L_{3\sim4}$、$L_{4\sim5}$、$L_5 \sim S_1$椎间盘膨出，$L_{1\sim2}$椎间盘后突出，$L_{4\sim5}$椎间盘层面椎管狭窄。L_4椎体向前Ⅱ°滑脱。腰椎骨质增生。腰椎DR（正侧位，双斜位，过屈过伸位）：腰椎退行性改变并左侧弯；$L_{4\sim5}$椎间盘病变待排；L_4椎体向前Ⅰ°滑脱。腰椎MRI（平扫，MRM）：L_4椎体向前Ⅰ°滑脱；$L_{1\sim2}$、$L_{2\sim3}$、$L_{3\sim4}$、$L_{4\sim5}$、$L_5 \sim S_1$椎间盘变性、膨出，$L_{1\sim2}$、$L_{4\sim5}$、$L_5 \sim S_1$椎间盘后突出，$L_{4\sim5}$层面椎管狭窄；腰椎退行性改变。

> **诊断**　①腰椎滑脱症；②腰椎间盘突出伴坐骨神经痛；③腰椎椎管狭窄。

二、诊疗经过

入院完善相关检查，给予甘露醇注射液250毫升/次，静脉输液，1次/日；注射用泮托拉唑钠40毫克/次，静脉输液，1次/日；注射用甲泼尼龙琥珀酸钠80毫克/次，静脉输液，1次/日；混合糖电解质注射液500毫升/次；注射用多种维生素1支/次，静脉输液，1次/日；复方氨基酸注射液（14AA-SF）250毫升/次，静脉输液，1次/日；吸入用乙酰半胱氨酸溶液0.3克/次；吸入用布地奈德混悬液1毫升/次；硫酸特布他林雾化吸入用溶液5毫克/次，雾化吸入，2次/日；甲钴胺片1片/次，3次/日；消肿止痛合剂50毫升/次，2次/日。

指导患者卧床休息、吹气球锻炼肺功能、主动活动四肢关节，调护、避风寒、畅情志、调饮食。

手术方式：腰椎后路椎板减压髓核摘除＋椎间融合＋钉棒内固定植骨融合术。

手术简要经过：麻醉生效后，患者俯卧位，俯卧于体位架上，术野常规碘酊消毒，铺无菌巾单。沿 $L_4 \sim L_5$ 椎体棘突为中心区后正中切口长约9cm，依次切开皮肤、皮下组织、筋膜，由棘突两侧进入，锐性剥离双侧椎旁肌，显露 $L_4 \sim L_5$ 双侧关节突及椎板，见 $L_{4\sim5}$ 棘间韧带部分撕裂，经X线下定位满意后于相应椎弓根依次拧入4枚椎弓根螺钉，拍片示螺钉位于相应椎弓根及椎体内，切除 $L_{4\sim5}$ 部分棘突、全椎板切除减压（碎骨留待回植），仔细剥离并咬除黄韧带充分显露硬脊膜，硬膜囊受压，相应平面椎管狭窄，并压迫神经根，神经根粘连水肿明显。

以神经剥离子松解神经根周围组织，神经根管进行扩大减压，去除突出纤维环、髓核组织，以铰刀刮除上下终板至骨面渗血，探查硬膜囊、神经根松解，螺钉位置良好，试模后于 $L_{4\sim5}$ 间隙植入椎间融合器一枚（12#，自体碎骨填充），遂置入支撑棒，适当加压后旋紧尾帽并断尾，于 $L_{4\sim5}$ 间放置横连一副，剩余碎骨植于峡部裂处。术中输入自体回收血约600mL，检查无误及无明显活动出血，术中再次拍片见 L_4 滑脱复位满意，钉棒及 $L_{4\sim5}$ 间融合器位置良好，清点器械完备，盐水冲洗切口，硬脊膜用吸收性明胶海绵保护，取骨条一包于双侧横突间植骨，于切口左侧放置负压引流管1根，逐层缝合，皮下罗哌卡因注射止痛，无菌棉垫覆盖伤口。

术程顺利，术中无不良事件发生，清点敷料无误，麻醉满意。术后患者生命体征平稳，安返病房。

术后：予全麻术后护理常规，持续性；骨科护理常规，持续性；Ⅰ级护理（超过12h），持续性；测血压，2次/日；陪员1人；引流管引流，1次/日（负压，1根）；留置导尿，1次/日。心电监测；血氧饱和度监测；持续吸氧。甘露醇注射液250毫升/次，静脉输液，1次/日；地塞米松磷酸钠注射液10毫克/次，静脉输液，1次/日；注射用头孢唑林钠1克/次，静脉输液，3次/日；注射用盐酸罂粟碱（30滴/分）30毫克/次，静脉输液，2次/日；西咪替丁注射液0.2克/次，静脉输液，1次/日；5%葡萄糖注射液500毫升/次，维生素C注射液2克/次；维生素 B_6 注射液2毫升/次；氯化钾注射液1克/次，静脉输液，1次/日；吸入用乙酰半胱氨酸溶液 0.3 克/次；吸入用布地奈德混悬液 1 毫克/次；硫酸特布他林雾化吸入用溶液 5 毫克/次，雾化吸入，2 次/日；低分子肝素钙注射液 5000IU/次，皮下注射，1 次/日。嘱患者加强下肢及肺部功能锻炼。

三、知识拓展

　　腰椎滑脱是指因椎体间连接异常发生的上位椎体于下位椎体表面部分或全部的滑移。简单地说腰椎滑脱是指一个椎体在另一椎体上向前或向后移位。腰椎滑脱一般为前滑脱。后滑脱好发于腰 5 和腰 4 椎体，约占 95%，其中腰 5 椎体发生率为 82%～90%，其他腰椎少见。一些外伤或退行性滑脱可多节段同时发生，甚至出现后滑脱。

　　腰椎滑脱主要是由于椎体间骨性连接异常而引发的。椎体间骨性连接异常主要有 5 种情况。①先天发育不良：由于骶骨上部或 L_5 椎弓缺损，从而缺乏足够的力量阻止椎体前移的倾向，使其向前滑脱。有遗传性，有报告父母与子女同患腰椎椎体滑脱的病例；②关节突的峡部异常引发滑脱：峡部异常可有峡部疲劳骨折、峡部急性骨折及峡部的延长；③退行性变：由于长时间腰椎不稳或应力增加使相应小关节发生磨损。退行性改变，使之呈现特殊形态，关节突变得水平而逐渐发生滑脱。多见于 50 岁以后，女性发病率高于男性 3 倍。多见于 L_4，其次为 L_5；④创伤性：创伤引起椎弓、小关节峡部等骨折，由于椎体前后结构的连续性破坏，发生滑脱；⑤病理性骨折：由于全身局部病变累及椎峡部上下关节突，使椎体稳定性丧失发生椎体滑脱。除先天性滑脱外，目前多数学者认为腰椎滑脱主要是由于外伤和劳损引起。先天性滑脱占 33%，峡部裂引发滑脱占 15%，最多见的是退行性滑脱。

　　大多数腰椎滑脱没有症状。患者的症状和体征与滑脱类型、腰椎稳定情况，滑脱程度、年龄、性别等因素有关。通行性滑脱多见于 50 岁以后发病，随年龄增长，发病率增加，患者可有腰骶部疼痛，酸胀感可向大腿后方或整个大腿放散。腰椎稳定性较差时疼痛有如下特点：休息时意识到疼痛和下肢僵硬感，活动后可稍缓解，长时间站立，蹲起活动后疼痛加重，再休息后又缓解。伴椎管狭窄时可有下肢疼痛，各种运动感觉障碍，肌肉僵硬，皮肤刺痛、麻木等。有时出现间歇性跛行。伴椎间盘突出时，神经牵引征阳性。峡部崩裂性滑脱多见于50岁以下可有腰背痛和下肢痛，腰部过伸时可加重或诱发疼痛。合并椎间盘突出时可出现根性痛。体征可表现为腰椎前凸增大，病椎处棘突压痛等。X线片对腰椎骨滑脱的诊断和治疗方案的制定十分重要。采用侧位、左右斜位及动力性X线片是必要的。侧位片可了解是否有滑脱，斜位片清晰显示峡部病变，动力性拍片即腰部过伸屈位拍片可判断出腰椎不稳定的程度。断层拍片、CT对峡部病变的诊断率较高，CT可明确有无椎管狭窄、椎间盘突出症并发症。椎管造影及磁共振等检查可根据需要选用。

四、讨论分析

腰椎滑脱症主要由退变和峡部裂引起，退变是由于椎间盘、关节及其周围韧带、肌肉等组织松弛导致椎体连接结构破坏、不稳定，表现为椎体向侧方、前方或后方偏移，继发黄韧带增厚和关节增生变形，引起继发性椎管和神经根管狭窄；峡部裂是椎骨单侧或双侧上下关节突之间骨质丢失而导致。退变为腰椎滑脱症的主要原因，占所有患者的60%以上。该病的治疗依据病情的轻重而定，症状较轻者可休息（卧床）2～3d，避免使腰部负重的活动，如提重物、弯腰等，结合理疗如热疗红外线或口服消炎止痛药（如布洛芬）等疗效较好。若患者出现了相关神经症状，且通过正规的保守治疗后症状无明显缓解，严重影响患者的工作和生活，则应考虑采取手术治疗。目前临床上腰椎滑脱的手术方法有很多种，如后路滑脱复位椎弓根螺钉内固定术或加行横突间融合术或行椎间植骨融合术等。临床上椎弓根螺钉复位内固定术在腰椎滑脱症的治疗中应用最为广泛，其主要的原理为通过螺钉提拉复位并固定滑脱椎体，稳定脊柱并恢复腰椎力线从而达到治疗的效果，但目前发现该方法随时间的延长，存在松脱断裂及复发等不良反应，导致最终效果不显著。为改善该方法的后期不良反应，研究者发现在椎弓根螺钉复位内固定后行单纯植骨融合可有效预防该后期反应，且该方法在国内外受到了广泛认可。

病例 ⑰ 胸椎结核

一、病例简介

患者，女，59岁，农民，2023年8月19日入院。

主诉：双下肢无力3d。

现病史：患者自诉去年9月出现胸腰部疼痛不适，未予以重视，去年11月症状加重，于当地医院就诊后，考虑脊柱骨折，予以药物口服，嘱家中卧床休息，3d前出现双下肢酸软无力，昨天症状加重明显，肌力减退至0级，现来医院就诊，门诊予以影像检查考虑胸椎结核可能，经查体，阅片后以"胸椎结核？截瘫"收住入院。目下症见：患者神志清，精神可，食纳可，夜寐可，二便调。双下肢肌力0级。

既往史：一般健康情况好。既往有高血压病史（服用苯磺酸氨氯地平），否认糖尿病，否认慢性肾脏疾病，否认慢性胃炎。否认传染病史。预防接种史不详。否认手术史，否认其他外伤史。否认输血史。否认食物及药物过敏史。

个人史：否认吸烟史，否认饮酒史，常用药物不详，职业为农民，否认工业毒物接触史，否认粉尘接触史，否认放射性物质接触史，否认冶游史。初潮年龄14岁，绝经年龄50岁，月经周期规律，月经失血量正常，无血块、痛经、白带。

家族史：否认家族性遗传病史。

检查：脊柱胸腰段可触及后凸畸形，局部压痛、叩击痛（+），双上肢肌力无明显异常，双下肢活动受限，双侧屈髋肌群肌力1级，其余肌力0级，双下肢感觉减退，感觉平面：T_{12}，皮肤感觉自腹股沟以下减退，双膝腱反射亢进、跟腱反射消失，髌阵挛、踝阵挛未引出，病理反射未引出。感染三项（静脉血），C-反应蛋白56.13mg/L↑，淀粉样蛋白A 304.00mg/L↑。血沉（静脉血）：血沉75mm/h↑。血常规（静脉血）：血红蛋白106g/L↓，红细胞比容33.60%↓，红细胞平均血红蛋白含量26.7pg↓，红细胞平均血红蛋白浓度315g/L↓，血小板418×10⁹/L↑，未成熟粒细胞比例0.60%↑。布氏杆菌虎红平板试验：阴性。结核杆菌γ干扰素释放试验（+）。腰椎DR（正侧位）：$T_{10 \sim 12}$椎体上述异常改变，多考虑感染性病变。胸、腰椎退行性改变。$L_5 \sim S_1$椎间盘病变待排。胸腰段（$T_{10} \sim L_5$）CT（平扫+三维重建）：$T_{10 \sim 12}$椎体及椎旁软组织异常改变，多考虑感染性病变，椎体结核可能，椎管受累；$L_{1 \sim 2}$、$L_{2 \sim 3}$、$L_{3 \sim 4}$、$L_{4 \sim 5}$、$L_5 \sim S_1$椎间盘膨出。胸腰段退行性改变。胸椎MRI：$T_{10 \sim 12}$椎体及椎旁软组织异常改变，考虑感染性病变，椎体结核并椎旁脓肿形成首先考虑，$T_{10 \sim 11}$层面椎管受累及，脊髓受压。

> **诊断**　①胸椎结核；②截瘫；③胸椎压缩性骨折。

二、诊疗经过

入院完善相关检查，明确诊断，骨科护理常规，二级护理，压疮护理，低盐低脂饮食。规律口服四联抗结核药治疗。指导患者适当行功能锻炼，调护、避风寒、畅情志、调饮食。

手术方式：经后路肋横突入路胸椎病损切除+椎管减压+钛笼植入钉棒内固定术。

手术经过：麻醉生效后，患者取俯卧位，术部常规消毒，铺无菌单，以$T_{10 \sim 11}$棘突为中心，取纵行手术切口，近端沿至T_8，远端沿至L_1，剥离椎旁肌，显露$T_8 \sim L_1$椎板及横突，$T_8 \sim L_1$以上关节突外缘及横突上1/3连线交点，以磨钻于交叉点磨除少量外侧骨皮质，矢状位5°～10°于此处钉10枚定位针，拍片显示定位良好，$T_{8 \sim 11}$置入六枚50×35mm椎弓根定向螺钉，T_{12}、L_1置入1枚60×40mm、3枚60×45mm椎弓根定向螺钉，拍片示位置良好，切除$T_{10 \sim 11}$棘突，左侧放置临时连接棒，右侧于$T_{10 \sim 11}$椎板行减压治疗，磨钻磨除T_{11}椎弓根外侧皮质作为标记点，切除T_{10}上下关节突，T_{11}上下关节突及椎弓根，见局部有少量死骨及坏死组织，未见明显脓肿，用刮匙刮除病灶，双氧水冲洗，置入填充植骨材质的钛笼，双侧放置已预弯的连接棒，放置横连，拍片示内固定物位置良好，无菌盐水冲洗，放置引流管，逐层缝合，关闭切口。

术后处理措施：术后予以全麻术后护理常规，持续性；骨科护理常规，持续性；Ⅰ级护理（超过12h），持续性；6～8h后普食，持续性；低盐低脂饮食，持续性；测血压，2次/日；陪员1人，持续性；引流管引流，1次/日（负压，1根）；留置导尿，1次/日。0.9%氯化钠注射液100毫升/次，静脉输液，1次/日；0.9%氯化钠注射液100毫升/次，注射用泮托拉唑钠40毫克/次，静脉输液，1次/日；甘露醇注射液250毫升/次，静脉输液，1次/日；0.9%氯化钠注射液250毫升/次；注射用甲泼尼龙琥珀酸钠80毫克/次，静脉输液，1次/日；0.9%氯化钠注射液100毫升/次；注射用头孢唑林钠1克/次，静脉输液，3次/日；混合糖电解质注射液500毫升/次；注射用多种维生素1支/次，静脉输液，1次/日；复方氨基酸注射液（14AA-SF）250毫升/次，静脉输液，2次/日；吸入用乙酰半胱氨酸溶液0.3克/次；吸入用布地奈德混悬液1毫克/次；硫酸特布他林雾化吸入用溶液5毫克/次，雾化吸入，2次/日；严密观察伤口，轴线翻身，加强下肢及肺部功能锻炼，继续规律口服四联抗结核药治疗。

术后复查：①术后病理回示：灰褐色不整形组织一堆，大小为 $2\,cm \times 1.5\,cm \times 0.3\,cm$；另见灰白色碎骨组织一堆，大小为 $2.5\,cm \times 2\,cm \times 0.2\,cm$。送检组织中见炎性肉芽组织，见化生性新生编织骨。可见干酪样坏死及结核性肉芽肿。B96195-1：抗酸（+）；术后常规：抗酸分枝杆菌荧光染色：阴性（+）；胸椎（正侧位）X线示：胸椎内固定术后，固定器位于 $T_8 \sim L_1$ 椎体内，固定器位置如常，T_{11} 椎体内见网状高密度，椎体后缘线连续，诸椎体缘骨质增生、变尖。

三、知识拓展

胸椎结核临床发病率较高。但上胸椎结核还是比较少见的。自胸8开始其发病率逐渐升高，以胸12为最高。临床上全身中毒症状一般较轻，患者多以胸背疼痛而就诊，或以脊柱的后突畸形为最早的表现。疼痛可出现在胸背部，也可刺激神经根引起肋间神经痛。患者有特殊的保护性体位，站立或行走时，尽量将头和躯干后伸，坐时常用手扶椅，以减轻体重对受累椎体的压力，患者从地上拾物时尽量屈膝和髋，避免弯腰，此即拾物试验阳性。

寒性脓肿的发现对脊柱结核的诊断较重要。胸椎结核的寒性脓肿多局限于椎旁，少数可沿肋间隙向胸壁流注。椎旁脓肿可穿破胸膜形成局限性脓胸，或穿入肺及支气管，形成支气管瘘。下胸椎病变的脓肿可下降到腰大肌，或沿腰大肌流注形成髂窝脓肿或大腿上部的脓肿。X线片可见胸椎后凸增加、椎体破坏、椎间隙狭窄或消失、椎旁阴影增大。本病须与骨髓炎和骨肿瘤整别。

四、讨论分析

胸椎结核是全身结核病的局部表现，正规抗结核是治疗的基础，手术是重要的辅助治疗方式，其主要目的是治疗胸椎结核的并发症。由于胸廓支撑，胸椎结核患者脊柱稳定性较好，且胸椎手术创伤大，故手术适应证应严格掌握。徐建中等认为脊柱结核手术治疗的绝对指征包括脊髓受压、神经功能障碍、脊柱的稳定性破坏、脊柱严重或进行性后凸畸形，而脓肿、死骨、窦道形成则是脊柱结核的相对手术指征，需要结合病变破坏程度、部位、患者年龄等综合考虑。我们在临床中采用该标准。

结核病灶的彻底清除是脊柱结核外科治疗成功的关键，影响病灶彻底清除的主要因素是术野的显露。由于结核病变的长期刺激、窦道形成、合并混合感染等，致使病灶周围的组织失去正常结构，重要神经、血管及其他脏器分辨不清，且胸髓对压迫、术中骚扰的耐受性较马尾神经差，故手术入路选择非常重要。

Ⅰ型结核侵犯T_{1-2}椎体。术前MRI测量胸骨柄上切迹水平切线向后延长，其延长线位于病椎之下者，首选颈胸结合部前入路病灶清除、植骨融合、颈前路钛板内固定术。该入路是常规颈前入路的延长，优点：无须打断锁骨或劈开胸骨，不进入胸腔，手术创伤较小；直视下操作，大血管、神经及脊髓损伤的可能性较小；能彻底清除病灶、有效地纠正后凸畸形，颈前路钛板固定可靠，有助于植骨块的融合。但其手术适应证较为狭窄，由于胸骨柄的遮挡，T_3 椎体以下显露困难。如遇到颈胸段椎体结核合并重度后凸畸形颈项较短的患者，可选择肋骨横突旁入路，单钉棒固定。

Ⅱ型结核侵犯 $T_{3~5}$ 椎体。因上胸段受胸廓的解剖结构限制，椎体小，只能置入1枚椎体钉，而且椎体往往受结核病灶的侵蚀，椎体质量差，要达到病灶清除、植骨、减压矫形的目的，肋骨横突旁入路、单钉棒固定是理想的选择（适用于 $T_{1~12}$ 结核，病灶位于侧后方）。其为传统治疗胸椎结核的入路，优点：适用范围广，手术创伤相对较小，可以适用于全部胸椎椎体结核；切口方便上下延长，不受病变节段限制；能满足一期病灶清除、减压、植骨和内固定；不进入胸腔，对患者的心肺功能干扰小，减少了开胸并发症，同时可避免结核病灶播散至胸膜腔内。缺点：经肋骨横突切除入路行病灶清除、椎管前外侧减压及植骨融合常需要切除2~3段部分肋骨；对病灶显露不佳。切除横突、椎弓根，甚至部分关节突，会破坏脊柱的稳定性。若结核累及多个椎体尤其脊柱后凸角度偏大时，选择后路病灶清除植骨融合椎弓根系统内固定术更为恰当。

Ⅲ型结核病灶位于 T_5 椎体以下，首选经胸廓胸膜外入路病灶清除、植骨融合、侧方钛板内固定术。该术式可以从前方充分地显露结核病灶局部，进行有效的病灶清除、脊髓减压、椎间植骨融合等；对胸腔不造成污染；在不破坏椎管骨性结构的前提下，在同一切口内完成手术。但由于上胸椎的生理曲度向后弯曲和结核病变导致的严重后凸畸形，应用该入路时病变位置加深，显露 T_5 以上椎体困难，术中易撕破胸膜。如患者有胸膜粘连，可选择经胸腔入路。该入路术野清晰、清除病灶较彻底，而且能在直视下有效地切除压迫脊髓的椎体后缘骨棘，达到充分减压，方便进行脊柱前路的融合和固定。但该术式显露广泛、损伤大，对麻醉及护理要求高，不适宜一般情况较差的患者；对心、肺干扰较大，术后增加呼吸道并发症发生率。少儿、老人及一般情况较差的患者可考虑肋骨横突旁入路。

Ⅳ型结核累及3个及以上椎体、病灶位于侧后方、椎体附件结核者，术者可根据自己的熟悉程度选择后正中入路病灶清除、植骨融合、椎弓根系统内固定术或肋骨横突旁入路（二者均可用于 $T_{1\sim12}$ 椎结核）。经椎弓根内固定，通过钉、棒的加压，杠杆作用能够有效地矫正角状后凸畸形，其矫形效果较前路理想，由于内固定物置于病灶外，可减少或避免感染的机会。但结核病灶主要位于脊柱的前中柱，所以后正中入路清除前方病灶加重脊柱稳定性损失，并发脊髓损伤风险大，且病灶清除不易彻底，特别是上胸椎的椎弓根细小，置钉时易穿破骨皮质。

总之，对于胸椎结核患者，有效的抗结核是治疗的前提，彻底清除病灶是治疗的关键。一期行病灶清除、椎间植骨融合、内固定可有效矫正脊柱后凸畸形，改善神经功能状态，保证脊柱良好的稳定性，缩短病程，有利于结核愈合。结核主要累及脊柱的前中柱，颈胸结合部前入路、经胸膜外开胸入路视野开阔，病椎显示清楚，病灶清楚彻底，不破坏后柱，很好地保留脊柱的完整性及稳定性；肋横突、后正中入路适用于 $T_{1\sim12}$ 椎体，范围广，后凸矫正角度丢失率小于前路，矫形效果较好。考虑手术入路选择同时应考虑清除病灶后内植物的安放问题。手术入路、内固定的选择要根据结核部位、破坏的范围及程度、病灶清除后的稳定性，术者对局部解剖熟悉程度及患者的年龄、心肺功能、骨质条件等综合因素决定。

病例 ⑱　腰肌劳损

一、病例简介

患者，男，26岁，学生，2022年6月12日入院。

主诉：间断腰痛2年，加重伴活动受限4d。

现病史：患者自诉2年前无明显诱因出现腰部僵困疼痛不适，症状时有发作，劳累后明显，4d前患者再次出现腰痛，无明显下肢麻木及放射痛、无下肢萎软无力，今患者为求进一步诊疗，遂来医院门诊就诊，患者要求住院系统诊治，医师查看患者后根据患者症状体征及影像学检查以"腰肌劳损"收住院。入院症见：患者神清，精神可，腰背疼痛，活动受限，双下肢无明显疼痛麻木，食纳可，睡眠欠佳，大小便正常。

既往史：健康情况好。否认高血压、糖尿病等疾病史。有糜烂性胃炎病史。否认传染病史。预防接种史不详。既往否认其他重大外伤及手术史。否认输血史。否认食物或药物过敏史。余系统回顾无异常。

个人史：否认吸烟史，否认饮酒史，常用药物不详，职业为农民，否认工业毒物接触史，否认粉尘接触史，否认放射性物质接触史，否认冶游史。

家族史：否认家族性遗传病史。

检查：脊柱外观未见明显后凸及侧凸畸形，$L_4 \sim S_1$ 棘突及椎旁压痛、叩击痛（−），左侧为著。腰椎活动无明显受限。双侧髋关节功能活动无明显受限，"4"字试验阴性，双髋部无叩击痛。直腿抬高试验（−），股神经牵拉试验阴性，腰背伸试验阴性。双下肢肌力 V 级，肌张力无明显改变。双下肢及鞍区皮肤感觉无明显异常。双侧膝腱反射、跟腱反射正常，跖反射未引出。髌阵挛、踝阵挛阴性，病理征未引出。腰椎MRI：T_{12} 椎体上缘许莫氏结节形成，腰背部皮下筋膜炎。人类白细胞抗原B27测定为阴性。

> 诊断 | 腰肌劳损。

二、诊疗经过

入院完善相关检查，嘱患者卧床休息，给予注射用七叶皂苷钠10毫克/次，静脉输液，1次/日；锝（^{99m}TC）亚甲基二磷酸盐注射液0.2微克/次，静脉输液，1次/日。配合中医定向透药疗法，1次/日（腰部）；电磁刺激治疗，1次/日（腰部）活血通络止痛对症治疗。

三、知识拓展

腰肌劳损是指腰部积累性的肌肉组织的慢性损伤，是引起慢性腰痛的常见疾病之一。病变主要在腰部深层肌肉纤维及筋膜组织，好发于腰背部、骶髂部及髂嵴部，多见于青壮年。发病多由损伤、受寒冷刺激、风湿病、脊椎病或慢性感染而引起。

引起腰肌劳损的原因较多，若劳逸不当、气血筋骨活动不调，或长期腰部姿势不良，长期从事腰部持力及弯腰活动，或长期在潮湿，寒冷的环境下生活、工作等，可引起腰背肌筋膜损伤，产生慢性疼痛。部分患者由于急性腰肌劳损缺乏充分的治疗或治疗不及时，使肌肉、筋膜因损伤而出血、渗液，产生纤维性变，导致肌肉、筋膜粘连，造成腰背痛。另外，先天性脊柱畸形、老年性驼背、脊椎骨折畸形愈合力线不正，导致肌肉韧带牵拉力不协调、脊椎稳定性减弱，或下肢功能性缺陷，如小儿麻痹症、股骨头无菌性坏死、髋关节结核等，使得走路姿势不平衡，致腰肌劳损，出现腰痛。

四、讨论分析

腰部为人类躯干和下肢承接的重要枢纽部位，同时，其为躯干活动范围最广和强度最大的部位之一。患者长时间腰部负重运动和缺乏有效的疲劳后恢复等是导致产生腰肌劳损的主要因素，严重影响患者的健康和正常生活。通过临床研究显示，腰肌劳损主要是因患者局部腰肌被撕裂，致使其肌纤维中断和小血管破裂，最终出现血肿和周围软组织损伤等症状。在运动员群体中，该疾病具有较高发病率，其主要因为运动员日常需进行大量、高强度训练及比赛，腰部负重较大，尤其是在肌肉力量不足、躯干承受力量较大和肌群发力不协调时，极易将力量转移到腰部，进而使得肌肉和筋膜出现撕裂现象。若不能及时对该种损伤进行处理，则会出现反复损伤、变性、粘连和纤维化现象，进而出现条索状硬结，最终出现腰肌劳损。临床上，对运动性腰肌劳损没有明确处理措施，主要通过推拿和康复训练等方法进行治疗，虽然该种治疗方法对患者临床症状有一定改善作用，但起效较慢，且效果不稳定，会延长运动员恢复正常训练的时间，部分患者会复发。在中医学上，腰肌劳损主要是因为患者腰部受到外邪或是外伤而产生，针灸和中药熏蒸等方法对患者临床症状具有一定改善作用。针灸治疗该疾病可有效舒筋活血、缓解痉挛、祛疲散积、消积导滞和改善微循环等，进而起到止痛作用。中药熏蒸方法可增加腰部皮肤毛孔通透性，便于驱邪外出，通畅腰部经络，减轻患者疼痛症状。中药熏蒸中的人参具有大补元气、复脉固脱、补脾益肺和生津等作用，黄芪具有增强机体免疫功能和抗应激等作用，三七具有散瘀止血和消肿定痛等作用，丹参具有活血化瘀作用，红花具有活血通经和散瘀止痛等作用，太子参具有增强机体防御能力作用，首乌具有养血滋阴作用。诸成分合用可改善患者临床症状，促使患者早日康复。因此，对运动性腰肌劳损患者采用中西医结合方法治疗效果更加理想，该方法在舒筋活血的基础上能够迅速止痛，改善患者腰部活动能力，提高患者生活质量。

病例⑲　腰椎峡部裂

一、病例介绍

患者，男，35岁，厨师，2023年10月10日入院。

主诉：被人打伤致腰部疼痛、活动受限20余天。

现病史：患者自诉20余天前被人打伤后，致腰部疼痛不适，双侧大腿前外侧酸困不适，活动明显受限，伴头晕、恶心、呕吐少量胃内容物，意识丧失半小时，后被家属唤醒，立即送往定西市人民医院急诊科就诊，行头部、胸部、鼻窦部、颌部、腹部、腰椎椎体CT平扫示：①右侧框内壁向筛窦内凹陷，考虑先天变异；②双侧上颌窦、筛窦炎；双侧下鼻甲肥大；鼻中隔偏曲；③双肺下叶纤维灶；④L_5椎体双侧椎弓峡部不连；⑤头颅CT平扫＋三维成像未见明显异常，必要时请复查；⑥腹部CT平扫未见明显异常。骨盆X线示：①左髂骨翼外生骨疣；②双胫腓骨未见明显异常。颅脑核磁示：①颅脑MRI平扫未见异常；②双侧上颌窦、额窦及筛窦炎，双侧下鼻甲肥大。给予"抗炎、止痛消肿"等治疗（具体不详），症状缓解后出院。出院后1周自觉腰部、双下肢仍有酸困疼痛不适，经卧床休息症状无明显缓解，遂前往医院复查胸椎、腰椎正侧位X线片示：①胸椎轻度侧弯，胸椎骨质未见异常；②L_5椎弓峡部不连并轻度前滑脱。现患者为求进一步系统诊治，遂入院就诊，门诊查体阅片后以"腰椎峡部裂"收住入院。入院症见：患者腰背部疼痛不适，活动明显受限，双下肢酸困不适，伴右侧颌面部疼痛不适，无头晕头痛，无恶心呕吐，无胸闷气短，无腹痛腹胀，食纳可，睡眠可，小便正常，大便4～5d一解。

既往史：健康情况一般。否认高血压，否认糖尿病，否认慢性肾脏疾病，否认慢性胃炎。否认传染病史。预防接种史不详。否认手术史，12年前有右眼外伤史。

否认输血史。否认食物或药物过敏史。余系统回顾无异常。

个人史：否认吸烟史，否认饮酒史，职业为农民，否认工业毒物接触史，否认粉尘接触史，否认放射性物质接触史，否认冶游史。

家族史：否认家族性遗传病史。

检查：腰椎MRI：$L_{4\sim5}$、$L_5\sim S_1$椎间盘膨出，并$L_5\sim S_1$椎间盘变性。腰椎椎体CT平扫示：L_5椎体双侧椎弓峡部不连；L_5椎体向前Ⅰ°滑脱。腰椎正侧位、双斜位、过伸过屈位X线片示：L_5椎弓峡部不连并轻度前滑脱。脊柱外观未见明显后凸及侧凸畸形，腰部压痛，叩击痛（+），以$L_5\sim S_1$棘突及椎旁为著，腰部活动受限，双侧髋关节无明显压痛及叩击痛，髋关节活动无明显受限，"4"字试验（−），直腿抬高试验（−），股神经牵拉试验、腰背伸试验（−），双下肢肌张力可，肌力约Ⅳ+级，双足及鞍区皮肤感觉无明显异常。双侧膝反射、跟腱反射正常。病理反射未引出，四肢血运良好。

> 诊断　①腰椎峡部裂；②L_5椎体向前Ⅰ°滑脱。

二、诊疗经过

手术名称：腰椎后路切开复位、椎间融合、钉棒内固定植骨融合术。

手术经过：麻醉生效后，患者俯卧位，俯卧于体位架上，术野常规碘附消毒，铺无菌巾单。沿$L_5\sim S_1$椎体棘突为中心区后正中切口长约6cm，依次切开皮肤、皮下组织、筋膜，由棘突两侧进入，锐性剥离双侧椎旁肌，显露L_5、S_1双侧关节突及椎板，术中见$L_5\sim S_1$棘上、棘间韧带部分断裂，L_5双侧椎弓峡部不连，L_5椎体向前滑脱，经X线下定位满意后于相应椎弓根依次拧入4枚椎弓根螺钉，拍片示螺钉位于相应椎弓根及椎体内，以椎板咬骨钳、刮匙清除峡部断端软组织及硬化骨，取骨条两包咬成碎骨粒后分别植入两侧断端，表面以明胶海绵覆盖。随后置入支撑棒，旋紧尾帽并断尾，检查无误及无明显活动出血，术中再次拍片见内固定位置良好，清点器械完备，碘附盐水反复冲洗创口，放置负压引流管2根，逐层缝合，无菌棉垫覆盖伤口。

术后处理措施：①全麻术后护理常规，持续性；Ⅰ级护理（超过12h），持续性；术后6h后普食，持续性；脊柱骨科术后护理常规，持续性；②注射用哌拉西林钠他唑巴坦钠2.5g，静脉输液，2次/日以抗炎；注射用泮托拉唑钠，40毫克/次，静脉输液，1次/日，以保护胃黏膜；甘露醇注射液＋地塞米松磷酸钠注射液，1次/日，以脱水消肿；钠钾镁钙葡萄糖注射液，500毫升/次，聚明胶肽注射液，共1瓶，以补液、能量支持；中医定向透药疗法（腰部及双髋）；中频脉冲电治疗（腰骶部）；穴位贴敷治疗（足三里、涌泉、委中）；射频电疗（腰背部）。嘱患者及家属予腹部按摩以促进胃肠蠕动，定时打开导尿管帮助患者锻炼排尿。

术后复查：腰椎正侧位X线：腰椎内固定术后，内固定位于$L_5 \sim S_1$椎体，稳定性良好，椎体后缘线连续性可，L_4椎体缘轻度骨质增生。

三、知识拓展

腰椎峡部裂（spondylolysis）和滑脱（spondylolisthesis）是临床医生在儿童和青少年中常见到的脊柱疾病。"spondylolysis"一词是指峡部有缺损不连而椎体无滑移。"spondylolisthesis"是指由于峡部不连导致椎体相对于尾端椎体的前移或后移。上述两种情况可能是无症状的、偶然影像学发现，也可能有伴随症状。在儿童和青少年人群中，两者均可导致腰痛，伴或不伴神经症状。多种因素可导致腰椎峡部裂和滑脱，人类特有的直立姿势似乎与之有关。

文献报道一般人群中峡部裂发生率约为5%。而在某些特定群体中，这一比例要高得多。直立行走的姿势会使腰椎后附件承受更大的应力，这可能是人类这种病理现象的基本诱发机制。不能行走的人群中几乎不存在腰椎峡部裂。众所周知，涉及反复过伸和旋转腰部的活动是峡部裂的诱因之一。因此，峡部裂常见于体操运动员、跳水运动员、板球投手、美式足球运动员，甚至一些舞蹈演员。在一些高水平运动员中，峡部裂发病率可高达47%。遗传因素也被认为是其发病因素之一。Albanese等报道峡部裂患者家庭成员中峡部缺损和隐性脊柱裂的发生率较高。峡部裂常发生在下腰椎，L_5节段最为常见。症状性的峡部裂常见于L_4节段。更高节段的峡部裂比较少见。峡部裂的病理损伤可以是骨的应力性反应，也可以是峡部完全断裂。骨的应力反应可以表现为X线片或CT上的骨硬化，也可表现为MRI上的骨水肿。

四、讨论分析

腰椎峡部裂保守治疗包括休息、支具、物理治疗、临时限制活动、镇痛等，但对于一些经过6个月系统保守治疗无效的患者仍需采用手术治疗。以往对于此类患者，多采用单纯峡部缺损修复结合石膏床固定，但患者峡部植骨不融合率很高，且一部分患者不能忍受长期卧床。术中置钉时特别注意保护关节突关节完整性，避免远期关节突关节自发融合及医源性不稳的发生；为获得确切的骨性融合，术中彻底去除峡部瘢痕组织及硬化骨；创造尽可能多的植骨接触面以及植骨床与移植骨间的紧密接触，是提高植骨融合的关键；为避免患者腰背部僵硬、失去活动度，骨性融合后及时取出内固定。该手术方式的优点在于手术操作简单，椎弓根螺钉价格低廉，易于获取，安全经济，易于在基层医院推广；椎弓根钉棒系统生物力学较其他内固定稳定，患者可早期下床活动。

采用腰椎后路椎弓根钉固定结合峡部植骨融合治疗腰椎峡部裂，该术式安全、有效，长期疗效满意。

病例 ⑳　青少年特发性脊柱侧凸畸形

一、病例简介

患者，女，12岁，学生，2022年8月12日入院。

主诉：发现肩背部畸形4个月。

现病史：患者于4月余前家人发现肩背部畸形，存在高低肩，右侧背部隆起，无腰背部疼痛不适，无活动受限，无下肢麻木、乏力，无关节疼痛，无皮疹，无腹痛、腹胀，无胸闷、气促等不适，在家观察无好转，由家人送至医院就诊，X光提示，脊柱S型侧弯畸形。今为进一步治疗来院就诊，门诊以"青少年特发性脊柱侧弯"收入院。自发病以来，精神状态一般，食欲一般，睡眠良好，大便正常，小便正常，体重无明显变化。

既往史：平素身体状况良好，否认糖尿病史，否认结核病史，否认其他病史。预防接种史不详。

个人史：生于原籍，否认长期外地居住史。否认血吸虫病疫水接触史，否认疫区生活史，否认到过其他地方病或传染病流行地区及其接触史。

家族史：否认家族性遗传病史。

检查：体温36.90℃，脉搏85次/分，呼吸22次/分，血压105/73mmHg，身高149cm，体重45kg。发育正常，营养中等，精神可，自主体位，查体合作。全身皮肤及黏膜无发绀、黄染、苍白，无皮疹，无皮下结节、瘢痕，无瘀点、紫癜、瘀斑、血肿，无肝掌、蜘蛛痣。全身浅表淋巴结未及肿大。头颅无畸形，五官端正。眼睑无水肿，巩膜无黄染，双侧瞳孔等大等圆，直径约为3mm，对光反射灵敏。外耳道无异常分泌物，乳突无压痛，鼻腔通气良好，双鼻窦区均无压痛。口唇红润，伸舌居中，口腔黏膜无溃疡，牙龈无出血。咽部无充血，双侧扁桃体无肿大。颈部无抵抗，颈静脉无怒张，气管居中，甲状腺无肿大、对称、无血管杂音、无触痛。胸廓对称无畸形，双肺呼吸运动对称，呼吸运动和呼吸频率正常，双肺叩诊呈清音，听诊双肺呼吸音清晰，未闻及干、湿性啰音。心前区无隆起，心尖冲动位于第五肋间左锁骨中线内侧1cm，搏动范围正常，心前区未触及震颤和心包摩擦感，心相对浊音界正常，心率85次/分，心律齐，各瓣膜听诊区未闻及病理性杂音。腹部平坦，腹式呼吸存在，无腹壁静脉曲张，未见胃肠型及蠕动波，腹软，全腹无压痛及反跳痛，肝、脾于肋缘下未触及，Murphy征阴性，未触及包块，肝上界位于右锁骨中线第5肋间，肝区、双肾区无叩痛，无移动性浊音，肠鸣音正常，肛门、外生殖器未查。肛门括约肌肌力0级。全脊柱棘突无明显压痛，胸椎中上段向右侧偏曲，胸腰段向左侧偏曲畸形，右肩较左侧肩高，右侧背部隆起，呈剃刀背，胸腰椎活动无明细受限；四肢皮肤浅感觉正常；四肢肌力Ⅴ级；双侧肱二头肌、三头肌、膝反射、踝反射等正常（2级）；双侧Hofmamn征（-）；双侧腕管、肘管Tinel征（-）；双侧髌、髌阵挛（-）；双侧直腿抬高试验（-）；加强试验（-）；双侧Babinski征（-）。门诊X光，脊柱s型侧弯畸形，C_7铅垂线左移。

诊断 青少年特发性脊柱侧凸畸形。

二、诊疗经过

入院后予完善相关检查，凝血四项：APTT比率（APTT Ratio）1.21；尿液分析仪检查住院尿常规：比重（5G）1.037，红细胞334.50/μL，细菌472.90/μL；肝功能检查（十三项）：碱性磷酸酶（ALP）236.1IU/L；PCT、血常规、肾功能、电解质、心肌酶、CRP、感染系列、血沉未见明显异常。常规心电图加十二导联检查：窦性心律；正常心电图。腰椎，螺旋平扫+四维重建；胸椎，螺旋平扫+四维重建；颈椎，螺旋平扫+四维重建：脊柱侧弯畸形，请结合临床及相关检查。骨盆正侧位，带片；脊柱全拼正侧位，带片；胸部正位，带片：①考虑脊椎呈S形侧弯畸形，腰段侧弯程度较前稍明显，余较前相仿；②考虑脊柱前后平衡失常；③心、肺、膈未见明显异常；④骨盆诸骨骨质未见明显异常。以上请结合临床。肝胆胰脾彩超：

肝、胆、胰、脾未见明显异常。双肾输尿管膀胱（男性含前列腺）彩超：双肾、膀胱未见明显异常。心血管彩超：静息状态下心脏结构及瓣膜活动未见明显异常。腰椎MRI，平扫+MRM；胸椎MRI，平扫+MRM；颈椎MRI，平扫+水成像：①颈椎MRI扫描未见明显异常；②胸椎及腰椎呈反"S"型侧弯曲。椎体形态及信号未见明显异常。子宫、附件彩超：子宫、双侧附件区未见明显异常。于2019年7月11日送手术室全麻下行脊柱侧弯畸形$T_2 \sim L_3$椎弓根钉棒系统内固定矫形+关节突关节松解+同种异体骨后外侧植骨融合术，术后安返病房，予监护、吸氧、消炎止痛、肌松、护胃、止血、输血等对症处理，急查血常规了解血红蛋白情况，血红蛋白低，继续输血治疗。现患者术后恢复可，伤口愈合良好，佩戴支具起床活动可，未诉特殊不适，请示上级后予办理出院。

三、知识拓展

脊柱侧凸指脊柱向侧方弯曲的角度在X线片中的测量值大于10°，其发生通常与躯干旋转有关。脊柱侧凸的三种主要类型是先天性、特发性和神经肌肉源性。根据发病年龄，特发性脊柱侧凸可分为三类：婴儿型（脊柱侧凸出现在小于3岁的患者中）、少儿型（特发性脊柱侧凸出现在3～10岁的儿童中）、青少年型（特发性脊柱侧凸畸形发生在骨骼不成熟的10～18岁的青少年中）。总体上，在10～18岁的青少年中，有2%～4%的青少年存在不同程度的脊柱侧凸畸形，其中，约有0.2%的青少年侧弯角度大于30°，约有0.1%的侧弯角度大于40°。青少年特发性脊柱侧凸畸形是一种三维的脊柱畸形，可累及一个或多个节段胸腰椎。青少年特发性脊柱侧凸畸形的发病率特点之一是随着年龄的增长而增加，另一特点是存在性别差异，随着侧弯角度增大，女性的发病率明显上升，总体上女性与男性的比例为（1.5∶1）~（3.0∶1）。目前的文献认为，少年特发性脊样侧凸畸形病因机制可能包括：遗传性、生物力学生长调整、背侧剪切力和轴向旋转不稳定、脊柱神经骨结构生长不匹配、姿势异常和后脑功能障碍，以及一些信号通路的调控障碍等，但上述可能机制的证据均不确切。

青少年特发性脊柱侧畸形最常见的临床表现是青少年（女性为主）的背部畸形，其他的典型表现包括衣物不合身，身体偏向一侧，或者手臂与同侧骨盆摩擦。体格检查中，需要特别注意患者的感觉运动功能及皮肤病变。因双下肢长度差异导致的侧凸畸形也应当注意排除。背部的体格检查应注意肩膀倾斜、腰围不对称、可触及的肿块及皮肤病变等情况。Adams bending试验可用于判断肋骨凸度，以及矢状面和冠状面的侧凸情况。一般认为，青少年特发性脊柱侧凸畸形患者往往并不会伴随疼痛或神经功能障碍的症状和体征。因此，当伴随有下肢疼痛、麻木等神经根症状，以及出现肠或膀胱失禁和感觉异常等情况时，应考虑排除其他诊断。但是，最近的研究发现，约有23%的青少年特发性脊柱侧凸畸形患者在发病时可伴随腰背部疼痛症状，9%的青少年特发性脊柱侧凸畸形患者在诊断之后的随访期间存在腰背疼痛的主诉。当青少年特发性脊柱侧凸畸形患者出现疼痛、不典型的侧凸曲线时，需要考虑脊柱存在潜在病变的可能。有学者认为青少年特发性脊样侧凸畸形患者最常见的疼痛原因是骨样骨瘤，可在完善检查后使用非甾体抗炎药以缓解疼痛。

四、讨论分析

结合患者病史、查体及相关辅助检查，考虑可在全麻下行脊柱侧弯后路椎弓根钉棒系统内固定矫形+同种异体骨后外侧植骨融合术，考虑手术固定节段较多，手术时间长，术前注意备血，可备自体血回输。

同种异体骨应用于脊柱侧弯矫形后的植骨融合，首先植骨区骨密度较低，周围有少量骨痂生长，以后骨痂逐渐增多，同种异体骨与宿主骨逐渐融合，骨密度与宿主骨相同。将关节突、椎板凿成粗糙面，增加了植入骨与融合部位的接触；并且植入骨为松质骨，其骨小梁容易被新骨爬行覆盖，保存了骨的网状支架，血管很快长入骨小梁之间，经骨渗入、骨小梁增粗，爬行替代达到骨性融合，促进骨愈合。其不仅作为生物力学支撑结构，同时还具有诱导骨生长的作用。同种异体骨与宿主骨紧密接触，为爬行替代过程创造了良好的条件。

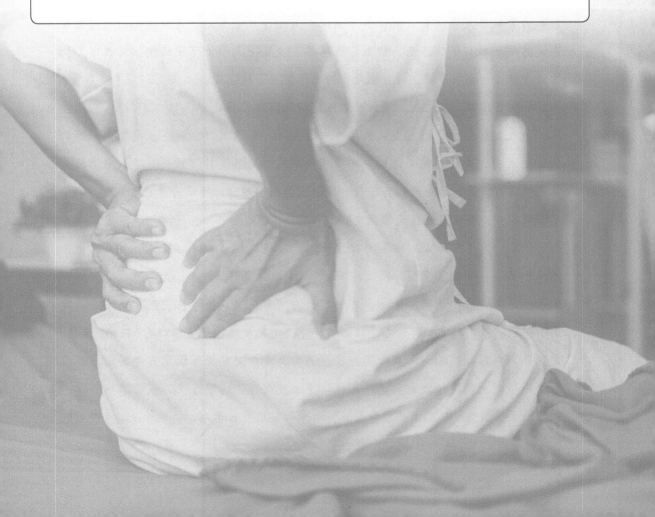

第四章

骨盆损伤病例精选

病例 **❶** 多发性骨盆骨折

一、病例简介

患者，男，48岁，农民，2022年7月3日入院。

主诉：重物砸伤致骨盆区疼痛1d。

现病史：患者于1d前不慎被肿物砸伤致骨盆区、胸部、右肘部、右前臂、双下肢、阴囊多处疼痛，活动受限，伴血尿，多处皮肤破损出血，无不省人事，否认畏寒发热，无大小便失禁，无恶心呕吐，无头痛头晕，伤后被送到外院就诊，诊断为骨盆多发性骨折、骶髂关节脱位、失血性休克等，予行骨盆外固定架固定术，术后转ICU予抗休克、输血、抗感染、膀胱冲洗等治疗后病情相对稳定，现为进一步诊治在去甲肾上腺素微泵维持血压情况下转院就诊。

既往史：健康情况好。否认高血压，糖尿病等疾病史。

个人史：生于原籍，否认长期外地居住史。否认血吸虫病疫水接触史，否认疫区生活史，否认到过其他地方病或传染病流行地区及其接触史，否认烟酒及其他不良嗜好，否认工业毒物、粉尘、放射性物质接触史，否认冶游史。

家族史：否认家族性遗传病史。

检查：体温37.6℃，脉搏104次/分，呼吸23次/分，血压122/75mmHg；生命体征平稳，双肺呼吸音粗，闻及湿啰音。心率104bpm，律齐，无心脏杂音，腹部膨隆，压痛，右上肢轻度肿胀，右肘部、右前臂见皮肤挫擦伤伤痕，稍渗血，双下肢肿胀明显，感觉减弱，右小腿淤青，左小腿见皮肤挫裂伤伤口约0.5cm。胸壁、骨盆区、臀部、腹股沟、双大腿肿胀、淤青，骨盆前侧见外固定支架固定，针眼渗血明显，阴囊肿胀淤血明显，尿道口见血迹残留，肉眼血尿，尿管通畅，双上肢活动无明显受限，双下肢足背动脉搏动减弱，趾端血运可，活动受限。外院CT：

肺挫伤、多发性肋骨骨折；右耻骨上支、左耻骨下支粉碎性骨折，右耻骨下支、左耻骨上支骨折，右髂骨翼、右骶骨翼骨折。血常规：HGB 60g/L。肝功能：ALT 108IU/L，AST 120IU/L。

> 诊断　①多发性骨盆骨折；②肋骨多处骨折；③失血性休克；④急性失血性贫血；⑤重度贫血；⑥肺挫伤；⑦尿道损伤；⑧多处皮肤破损；⑨肝功能不全；⑩慢性胃炎。

二、诊疗经过

患者入院后即出现患者觉心前区不适、呼吸困难、呼吸急促，心电监护提示血氧饱和度进行性下降，为60%~82%，心率约125~160次/分，血压约155/78mmHg。病情加重，予转入ICU治疗。转入后予鼻导管+面罩吸氧改善氧合，予雾化解痉改善通气，予镇痛、控制心率治疗，输血纠正贫血及补充凝血因子，继续予化痰、抗感染、护胃、补液支持等治疗。患者病情稳定、贫血纠正后予择期行骨科机器人辅助下骨盆骨折外固定支架固定+骨盆骨折闭合复位内固定术（图4-1、图4-2）。

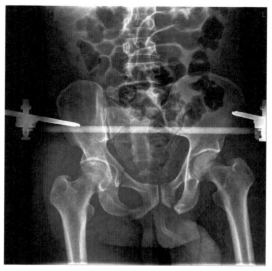

图4-1　骨盆骨折外固定支架固定

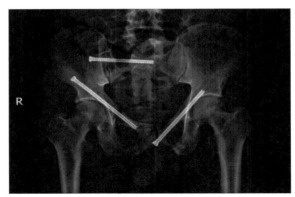

图4-2　骨盆骨折闭合复位内固定

三、知识拓展

多发伤是指在同一致伤因子作用下，引起身体两处或两处以上解剖部位或脏器的创伤，其中至少有一处损伤可危及生命。多发伤不同于多处伤，前者是两个以上的解剖部位或脏器遭受严重创伤，后者是同一部位或脏器有两处以上的损伤。多发伤常见于交通事故、爆炸性事故、矿场事故、高处坠落等，某些患者在平地跌倒、从自行车上跌落时也会出现多发伤。多发伤创伤部位多，伤情严重、组织破坏严重，常伴失血性休克或创伤性休克、免疫功能紊乱、高代谢状态，甚至是多器官功能障碍综合征（MODS）。

多发骨盆骨折是一种严重外伤，占骨折总数的1%～3%，多由高能外伤所致，半数以上伴有并发症或多发伤，致残率高达50%～60%。常伴有盆腔内器官的损伤、严重出血引起失血性休克和盆腔的继发感染，继发感染严重者又可导致脓毒血症及多器官功能障碍综合征（MODS）。最严重的是创伤性失血性休克及盆腔脏器合并伤，死亡率颇高。

四、讨论分析

由于骨盆骨折合并多处损伤患者休克发生率极高，因而在治疗早期应立即给予输液、输血等纠正休克处理，恢复有效血容量，保障脑、心、肺、肾、肝等重要器官的血供，保持水电解质及酸碱平衡，采取积极有效的抢救措施以防止呼吸窘迫综合征脂肪栓塞及多器官功能衰竭等严重并发症的发生。在抢救患者生命的同时，行相关辅助检查，做好各项术前准备，及时对膀胱、尿道、阴道、直肠等处损伤进行手术治疗；对开放性损伤及时清创；对闭合性骨折临时采用牵引制动，以减少疼痛及继发性损伤，以利休克的纠正，待病情平稳后再行针对骨折的治疗。

外固定支架固定骨盆骨折时，虽然骨盆外固定支架提供的生物力学稳定性较其他内固定差，但它有自己的优点：①损伤小，操作简单，固定可靠；②可调节性大，并发症少，在急诊室或手术室操作均可；③能控制骨折移位，有效减小骨盆容积，控制出血，稳定血流动力学，有利于复苏及合并伤的进一步诊断处理；④可作为终末治疗，也可作为暂时固定和内固定的辅助治疗；⑤有利于病人翻身和护理，减少了并发症，缩短康复期和提高存活率；⑥在伤后早期不影响后续治疗，为后续治疗提供时机。

病例 ② 骶骨骨折

一、病例简介

患者，男，27岁，记者，2022年7月13日入院。

主诉：重物砸击致腰骶部疼痛、活动受限5h。

现病史：患者自诉5h前骑车从货车旁经过时，货车上货物坠落砸到其腰背部，臀背部着地后倒地，当即感腰骶部疼痛、活动障碍，无下肢疼痛麻木，无二便失禁，无头痛头晕，经休息腰骶痛症状缓解不明显，遂被"120"急救车送至医院就诊，行骨盆CT检示：骶4椎体骨折，末节尾椎骨折并向前半脱位。为求进一步系统诊治，患者要求转院就诊，行胸腰段正侧位X线检查未见明显异常。为求进一步系统治疗，患者要求住院治疗，急诊科医师查体阅片后以"骶骨骨折"急诊收住入院。入院症见：患者神清，精神可，腰部、骶尾部疼痛，活动受限，无四肢疼痛麻木，伤后未进饮食，大便未解，小便已自解。

既往史：健康情况好。否认高血压、糖尿病、慢性胃炎慢性肾炎等疾病史。否认传染病史。预防接种史不详。既往否认其他重大外伤及手术史。否认输血史。否认食物或药物过敏史。

个人史：否认吸烟史，否认饮酒史，职业为自由职业者，否认工业毒物接触史，否认粉尘接触史，否认放射性物质接触史，否认冶游史。

家族史：否认家族性遗传病史。

检查：脊柱未见明显侧凸及后凸畸形，骶尾部压痛、叩击痛（+），腰骶部活动受限，直腿抬高试验阴性，腰背伸试验阴性，双下肢肌力正常，肌张力正常，生理反射存在，病理反射未引出，四肢感觉及运动良好。尾骨DR（正侧位）：尾骨所示异常，不除外陈旧性损伤。骨盆CT检示：骶4椎体骨折，末节尾椎骨折并向前半脱位。腰椎 MRI：S_4 椎体骨髓水肿；$L_{3\sim4}$、$L_{4\sim5}$、$L_5\sim S_1$ 椎间盘变性、膨出。

诊断　①骶骨骨折；②尾骨骨折；③尾骨脱位。

二、诊疗经过

　　入院完善相关检查；予以锝（^{99m}TC）亚甲基二磷酸盐注射液 0.15 微克/次，静脉输液，1 次/日；甘露醇注射液 250 毫升/次，静脉输液，1 次/日；注射用七叶皂苷钠 10 毫克/次，静脉输液，1 次/日；注射用盐酸罂粟碱 90 毫克/次，静脉输液，1 次/日；依托考昔片 120 毫克/次，口服，1 次/日；巴氯芬片 10 毫克/次，口服，3 次/日；甲钴胺片 0.5 毫克/次，口服，3 次/日；消肿止痛合剂 50 毫升/次，口服，1 次/日；复方利多卡因乳膏 2 克/次，外用，2 次/日；青鹏软膏 3 克/次，外用，2 次/日；地佐辛注射液 5 毫克/次，肌肉注射指导患者俯卧位休息，调护、避风寒、畅情志、调饮食。

三、知识拓展

　　骶骨本身为脊柱节段的最下端，也就是最后一个可以活动的脊柱关节；内部包含了神经组织并构成腰骶间的脊柱结合部位。同时骶骨也是参与构成骨盆后环的重要结构，通过牢固的骶髂关节连接着双侧半骨盆和下身附肢骨骼。在人体这个区域的创伤和病理机制还没有完全弄清楚，一部分原因是脊柱外科医生看待骶骨时本着脊柱的力学原理、排列和功能认为它是一个椎体节段；而创伤骨科专家们则认为骶骨就是构成骨盆环后方的中心结构，因此创伤科医师处理骨盆骨折时是依据骨盆和髋关节力学原理和功能及排列关系。因为每个不同的附属专业都只专注于本专业生物力学及生理原理，而忽略了其他学科的问题。

　　骶骨骨折可以由很多因素导致。根据患者的人群类型和骶骨承受的能量大小一般将这类骨折分为三大类：①低能量作用在有骨质疏松的骨骼上造成的不完全骨折；②正常骨受到持续循环的低能量作用导致的疲劳性骨折或者应力性骨折；

③高能量作用于任何骨质上导致的创伤性骨折。骨质疏松患者的不完全骨折常发生于3类患者人群中：老年患者（年老衰弱的患者，或者患有绝经后骨质疏松症的患者）；药物（糖皮质激素、肝素、苯妥英类药物）应用相关的患者或者放射治疗诱发的骨质疏松症患者；还有孕期及产后的妇女。在美国，骨质疏松是一种迅速增长的临床问题。4400万人有发生这种情况的危险。每年骨质疏松骨折发病率为1500万人次，其中大多发生在髋部、手腕和脊柱。尽管通过放射学检查脊椎压缩骨折、髋部及腕骨折很容易诊断，但骶骨不完全骨折很难诊断。患者通常并没有明确相关的创伤史，他们会诉运动相关（承重相关）的下腰部及臀部的疼痛。通常患者会把压痛点定位在骶骨上。如果骨折是单侧的，那么单腿站立的姿势会导致患者疼痛；一般在患者将重量转移至健侧下肢时疼痛可以缓解。骶髂关节压力活动试验（Patrick's试验和Gaenslen's试验）很可能是阳性的。神经症状很少发生，大约占2%的患者，其中更多是与括约肌功能障碍（尿失禁伴或不伴随大便失禁）后出现的下肢感觉异常和乏力相关。而一些患者主诉的小腿外侧以及足背、足底中心大小腿后外侧，足底外侧大、小腿中后侧，足底外侧臀部，会阴部，肛周会阴部，肛周根性症状则是继发于骶骨翼骨膜骨痂形成或者骶孔内压迫导致的 L_5 或者 S_1 的神经根刺激征。

骶骨和脊椎X线片上的正常所见使骶骨不完全骨折的诊断变得更为复杂。在患有严重骶骨不完全骨折的患者中，侧位片可能提示患者有压缩、前方位移、后凸畸形，但是这并不是绝对的。CT可以显示出骶骨翼前方的骨痂或者骨膜反应，但同样也不是绝对的。

为了明确诊断，还需要做MRI扫描／骨扫描。骶骨不完全骨折的一个典型特征是骶骨翼的高信号／高摄取表现（有时是双侧的），呈"H"形。尽管并不是所有的患者都具有这个特征，但是不伴有身体其他部位高摄取的某些变异的征象也同样高度提示可能有骶骨骨折存在。而因为骨扫描检查需要大量的放射剂量（大约等于做200个胸片的放射剂量），所以MRI检查为首选方法。在有癌症病史的老年患者中，疼痛和MRI上的高信号／高摄取则通常需要做更多的病情检查和活检以排除癌症的转移。但是孤立的骶骨转移灶很罕见。而MRI诊断中的压脂技术则有助于我们排除新生物的诊断。

骶骨的应力性或者疲劳性骨折一般发生在一些年轻患者身上，他们的骨骼都正常但是却处于一种不正常的持续循环受力状态下。典型的患者可以是年轻职业运动员或者是部队的新兵。临床主诉通常和那些骶骨不完全骨折患者的主诉很相似——活动相关的下腰部和臀部疼痛。病史一般是疼痛始发于运动之后，随着病情的进展，先是重体力劳动后疼痛，然后是一般运动后疼痛。神经症状很罕见，如果有的话，通常为骨痂形成导致的L_5或者S_1神经根刺激征。

骶骨应力性骨折与不完全骨折的不同在于：应力性骨折是由于骨骼反复承受阈值应力以下的力而造成的不愈合的微骨折和损害所导致的；而在不完全骨折患者诊断过程中，需要的是医生高度的临床预测和通过MRI/骨扫描检查确诊的能力。

根据骨折的类型和部位，高能量致创伤性骶骨骨折又可以细分为几组。Denis分型法是现在最常用的方法，它通过骨折线的方向和位置划分骨折类型。在所有骨盆环的损伤中，创伤性骶骨骨折占了大约30%。1型垂直或斜行并经骶孔外侧的骨折，占了骶骨骨折的50%，其中有6%的患者出现神经损伤。2型垂直或斜行并经过一个或多个骶孔的骨折，占了骶骨骨折的36%，其中有30%的患者出现神经损伤。3型的骨折更加复杂，可以是水平的或是垂直的，但是全部在骶孔内侧并进入骶管内。3型骨折的神经根和马尾神经损伤的风险高达60%。1型和2型的骶骨骨折影响了骨盆环的稳定性。但除非骨折线向头端延伸到$L_5 \sim S_1$关节，否则并不影响脊柱的稳定性。3型骨折既打破了骨盆环的稳定性也影响了脊柱本身的稳定性。

垂直正中的劈裂骨折是伴有骨盆环前后压缩型的不稳定骨折。而水平骨折类型则不影响骨盆环的稳定性，但是根据骨折位置与骶髂关节的关系则可能影响到脊柱的稳定性。骶髂关节水平以下的水平骨折属于稳定型损伤，但却有继发于骨折块突入骶管导致骶管闭塞造成马尾神经损伤的风险。

在骶髂关节平面的水平骨折总是存在双侧垂直的劈裂（多数经过骶孔）造成一种"U"型或者是"H"型的骨折类型。各种各样的骨折结构形态在文献中都已描述过。与其他骶骨骨折（1型和2型）垂直的剪切力伴或不伴对骨盆环的内外旋损伤机制不同，这种骨折类型是由于骨盆和腰骶结合部位快速，极度过屈导致的损伤。这种不稳定的骨折类型导致脊柱与骨盆的分离二者之间机械连续性消失，造成脊柱的后凸畸形并对骶管造成破坏。骶骨骨折想要立即做出诊断是很困难的，尤其是3型骨折。患者多会有明显的创伤性病史，像高空坠落或者车祸，当然也有下腰部疼痛。

1型和2型骨折患者都有骨盆环的损伤。根据能量吸收的大小和受力方向情况，这些患者可能有外侧的压缩、前后的压缩、垂直剪切，或者某些损伤类型的综合伴有轻度的移位。或者广泛开放的不稳定的骨盆骨折。骶骨微小的移位或者撞击骨折在骨盆前后位X线平片上很难看到，但是如果有创伤病史的患者诉下腰部及臀部疼痛，要高度怀疑骶骨滑折。因为骨盆是一个环形结构，骨盆环前方的微小移位就为骨盆环后方的破坏提供了一些线索。而通过3mm的骨盆CT扫描则可以显示出潜在于骶骨后方的骨折。患者如果是承受更高能量的骨折和破坏，则会因为不稳定的半骨盆受到垂直剪切力导致肢体长度的不等长。在开书型（open-book，即骨盆开口型）骨折患者中可见患侧下肢外旋，伴有阴囊/阴唇的皮下血肿。为了排除因骨折断端导致的黏膜穿通，肛诊和阴道检查也是必要的。另外还必须行膀胱造影检查以排除膀胱和尿道的损伤。

如果没有高度可疑损伤的征象，3型骨折患者的诊断常被延误。横行和"U"型的骶骨骨折在创伤造成的骨折骨盆前后位X线平片中很不明显。典型的X线特征是在骶骨近端入口位与远端出口位上。骨盆和骶骨的侧位片提示有骶骨锐性成角伴或不伴前后移位是诊断的关键。这类损伤在轴向扫描的CT上有可能被漏诊，因为骨折部位很可能在扫描断层之上而没有被扫到。而矢状位的重建则有助于诊断，所以应同时行CT平扫加矢状位重建。CT图像还有助于评估继发于骨折块和畸形造成的骶孔和骶管狭窄。

如果患者怀疑有骶骨骨折的话，为了排除马尾神经综合征必须行肛门指诊。对于有骨盆环骨折的患者，通常需要做一个简单的下肢神经损伤查体，最好评估一下$L_5 \sim S_1$的神经损伤。当然即便患者可能因为马尾神经受压或骶神经根嵌压导致有$S_2 \sim S_4$节段的感觉完全丧失，这些查体也可能没有什么异常。肛诊时的神经查体可以着重检查是否有肛周感觉损害、直肠肌张力是否消失、能否自主收缩肛门括约肌、是否有球海绵体肌反射。要引出球海绵体肌反射可以通过挤压男性患者的龟头或者轻轻牵拉女性的尿道。

四、讨论分析

有关骶骨骨折的治疗目前仍存在较大分歧。部分作者主张行保守治疗，而另一部分意见则倾向于积极的手术治疗。而实际上不论采用非手术治疗还是手术治疗，对于骶骨骨折治疗方案的选择都应主要考虑两方面的因素，即骨盆的稳定性和神经系统受累程度。由于骶骨骨折常同时合并骨盆骨折，骨盆的稳定性往往决定着对于骶骨骨折治疗方法的选择。对于骨盆稳定性受到严重破坏、存在神经系统损害的患者，均应施行积极的治疗以使移位的骨折断端获得复位，并重建骨盆的稳定性。一旦骨折得以复位，骨盆的稳定性得以重建，神经系统的功能多能获得满意的恢复。治疗的方法包括卧床牵引、外固定或内固定治疗等。

对于不稳定性骨盆骨折合并骶骨骨折移位者，无论是否存在神经损害，均可考虑手术治疗。手术的主要目的为重建骨盆环与腰骶关节的稳定、纠正和防止骨盆环与腰骶关节的后凸和平移畸形，以及避免进一步神经损害和治疗现有的神经损伤。骨盆环稳定的恢复有利于早期功能锻炼、改善心血管功能、减轻疼痛和缩短住院日。骨外固定器的应用有助于在创伤急性期稳定骨盆，但对于不稳定性骶骨骨折并无稳定作用，因此对于此类病例已逐渐倾向于内固定手术。以往骶骨骨折的手术治疗主要限于骨折片陷入椎管压迫神经者，而随着内固定技术的发展，对于有移位的骶骨骨折除行椎板切除减压外还会强调手术复位及内固定治疗。

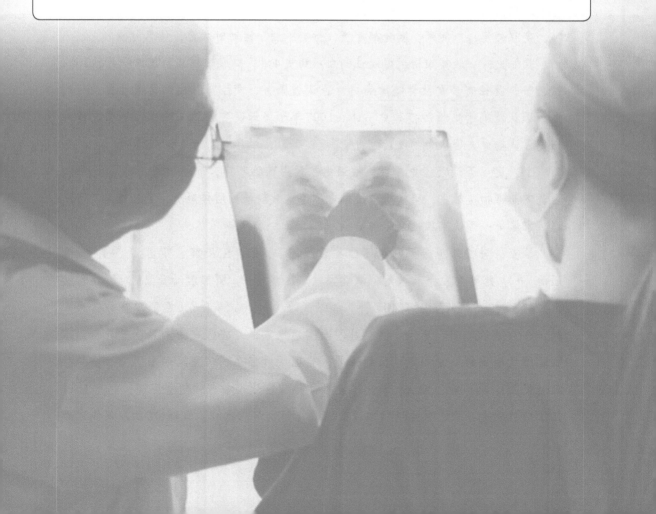

第五章

其他损伤病例精选

病例 ❶ 多发性骨髓瘤

一、病例简介

患者，男，66岁，农民，2022年7月19日入院。

主诉：腰背部疼痛3个月余。

现病史：患者诉3个月前无明显诱因出现腰背部疼痛，行走不利，活动时加重，休息时减轻，未诉其他特殊不适，口服药物治疗（具体药物不详），效果尚可。患者及家属为求进一步治疗，遂来就诊，门诊经查体，阅片后以"腰椎间盘突出伴神经根病、多发性骨髓瘤"收住入院，入院症见：患者神志清，精神佳，食纳可，夜寐欠佳，二便调。腰背部疼痛，行走不利，活动时加重，休息时减轻。

既往史：一般健康情况好既往高血压病史4年，口服苯磺酸氨氯地平片，1片，1次/日，既往有多发性骨髓瘤病史，否认糖尿病、慢性肾脏疾病及慢性胃炎等病史。否认传染病史预防接种史不详。1997年于当地医院行胃切除术，否认其他外伤史否认输血史否认食物及药物过敏史。

个人史：否认吸烟史，否认饮酒史，常用药物不详，职业为退（离）休人员，否认工业毒物接触史，否认粉尘接触史，否认放射性物质接触史，否认冶游史。

家族史：否认家族性遗传病史。

检查：脊柱外观未见明显侧凸及后凸畸形，L_5、S_1压痛、叩击痛（+），椎旁压痛（+），疼痛向左下肢放射，双侧梨状肌压痛（-），腰部活动受限，"4"字实验（-），直腿抬高试验：左侧40°（+）加强试验（+）、右侧（-），左侧晦背伸肌力Ⅳ级，左小腿后外侧、足跟外侧、趾蹼间隙感觉减退，鞍区皮肤未见明显异常，双侧膝腱反射正常、左侧跟腱反射减弱，生理反射存在、病理反射未引出。全脊柱MRI平扫：颈、胸、腰椎、骶骨多发椎体异常信号，考虑骨髓瘤可能，T_{12}、L_2椎体压缩性改变。颈、腰椎退行性改变并腰背部软组织水肿。胸部CT示：双侧肩胛骨、胸骨、双侧多发肋骨及胸腰椎椎体、附件溶骨性骨质破坏，多考虑骨髓瘤。全腹彩超示：脂肪肝、肝囊肿、前列腺增生并钙化灶。

诊断　①多发性骨髓瘤；②腰椎间盘突出伴神经根病。

二、诊疗经过

入院完善相关检查；给予依托考昔片（1片/次，1次/日）；巴氯芬片（1片/次，3次/日）；消肿止痛合剂（50毫升/次，2次/日）；唑来膦酸注射液5mL：4mg/支，5mL静脉输液，配合中医定向透药疗法，1次/日（腰部及双髋）；中频脉冲电治疗，1次/日（腰骶部）；皮内针治疗，1次/日（足三里、涌泉、委中）以活血化瘀、舒筋通络、调节骨质代谢对症治疗。嘱患者卧床休息轴线翻身，调护、避风寒、畅情志、调饮食。

三、知识拓展

多发性骨髓瘤（multiple myeloma，MM）是恶性浆细胞病中最常见的一种类型，又称骨髓瘤、浆细胞骨髓瘤或Kahler病。

早在1844年已有人对此病作出描述，但直到1889年经Kahler详细报告病例后，MM才普遍为人们所了解和承认。MM的特征是单克隆浆细胞恶性增殖并分泌大量单克隆免疫球蛋白。恶性浆细胞无节制地增生、广泛浸润和大量单克隆免疫球蛋白的出现及沉积，正常多克隆浆细胞增生和多克隆免疫球蛋白分泌受到抑制，从而引起广泛骨质破坏、反复感染、贫血、高钙血症、高黏滞综合征、肾功能不全等一系列临床表现并导致不良后果。

发病率估计为2~3/10万，男女比例为1.6：1，大多数患者年龄＞40岁，黑人患者是白人的2倍。

MM的病因迄今尚未完全明确。临床观察、流行病学调查和动物实验提示，电离辐射、慢性抗原刺激、遗传因素、病毒感染、基因突变可能与MM的发病有关。

MM在遭受原子弹爆炸影响的人群和在职业性接受或治疗性接受放射线人群的发病率显著高于正常人，而且接受射线剂量愈高，发病率也愈高，提示电离辐射可诱发本病，其潜伏期较长，有时长达15年及以上。据报告，化学物质如石棉、砷、杀虫剂、石油化学产品、塑料及橡胶类的长期接触可能诱发本病，但此类报告大都比较零散，尚缺乏足够令人信服的证据。临床观察到患有慢性骨髓炎、胆囊炎、脓皮病等慢性炎症的患者较易发生MM。动物试验（向小鼠腹腔注射矿物油或包埋塑料）证明慢性炎症刺激可诱发腹腔浆细胞瘤。MM在某些种族（如黑色人种）的发病率高于其他种族，居住在同一地区的不同种族的发病率也有不同，以及某些家族的发病率显著高于正常人群，这些均提示MM的发病可能与遗传因素有关。病毒与MM发病有关已在多种动物试验中得到证实，早先有报告EBV与人MM发病有关，近年来又报道HHV-8与MM发病有关。

但是究竟是偶合抑或是病毒确与MM发病有关，尚待进一步研究澄清。MM可能有多种染色体畸变及癌基因激活，但未发现特异的标志性的染色体异常。染色体畸变是否是MM发病的始动因素，尚待研究证实。恶性肿瘤是多因素、多基因、多步骤改变导致的疾病，MM也不例外。

MM临床表现多种多样，有时患者的首发症状并不引人直接考虑到本病的可能，若不警惕本病并做进一步检查，则易发生误诊或漏诊。①骨痛：骨痛是本病的主要症状之一。疼痛程度轻重不一，早期常是轻度的、暂时的，随着病程进展可以变为持续而严重。疼痛剧烈或突然加剧，常提示发生了病理性骨折。据北京协和医院125例MM首发症状分析，80例（64.0%）以骨痛为主诉，骨痛部位以腰骶部最常见（28.0%），其次为胸肋骨（27.0%），四肢长骨较少（9.0%），少数患者有肩关节或四肢关节痛。绝大多数（90%～93%）患者在全病程中都会有不同程度的骨痛症状，但确有少数患者始终无骨痛。除骨痛、病理性骨折外，还可出现骨骼肿物，瘤细胞自骨髓向外浸润，侵及骨皮质、骨膜及邻近组织，形成肿块。在MM中，这种骨骼肿块常为多发性，常见部位是胸肋骨、锁骨、头颅骨、鼻骨、下颌骨及其他部位。与孤立性浆细胞瘤不同的是，其病变不仅是多发的，而且骨髓早已受侵犯，并有大量单克隆免疫球蛋白的分泌；②贫血及出血倾向：贫血是本病另一常见临床表现。据北京协和医院125例分析，绝大多数（90%）患者都在病程中出现程度不一的贫血，其中部分（10.4%）患者是以贫血症状为主诉而就诊。贫血程度不一，一般病程早期较轻、晚期较重，血红蛋白可降到 <50g/L。造成贫血的主要原因是骨髓中瘤细胞恶性增生、浸润，排挤了造血组织，影响了造血功能。此外，肾功能不全、反复感染、营养不良等因素也会造成或加重贫血。出血倾向在本病中也不少见。北京协和医院125例中8例是以出血为首发症状而就医，而在病程中出现出血倾向者可为10%～25%。出血程度一般不严重，多表现为黏膜渗血和皮肤紫癜，常见部位为鼻腔、牙龈、皮肤，晚期可能发生内脏出血及颅内出血。导致出血的原因是血小板减少和凝血障碍。血小板减少是因骨髓造血功能受抑，凝血障碍则因大量单克隆免疫球蛋白覆盖于血小板表面及凝血因子（纤维蛋白原，凝血酶原，因子V、Ⅶ、Ⅷ等）表面，影响其功能，造成凝血障碍。免疫球蛋白异常增多使血液黏度增加，血流缓慢不畅，损害毛细血管，也可造成或加重出血；③反复感染：本病患者易发生感染，尤以肺炎链球菌性肺炎多见，其次是泌尿系感染和败血症。病毒感染中以带状疱疹、周身性水痘为多见。北京协和医院125例中以发热、感染为主诉而就医者18例（占14.4%），其中多数系肺部感染。部分患者因反复发生肺炎住院，进一步检查方确诊为MM并发肺炎。对晚期MM患者而言，感染是重要致死原因之一。本病易感染的原因是正常多克隆B细胞——浆细胞的增生、分化、成熟受到抑制，正常多克隆免疫球蛋白生成减少，而异常单克隆免疫球蛋白缺乏免疫活性，致使机体免疫力减低，致病菌乘虚而入。此外，T细胞和B细胞数量及功能异常，以及化疗药物和肾上腺皮质激素的应用，也增加了发生感染的机会；④肾脏损害：肾脏病变是本病比较常见而又具特征性的临床表现。由于异常单克隆免疫球蛋白过量生成和重链与轻链的合成失去平衡，过多的轻链生成，相对分子质量仅有23 000的轻链可自肾小球滤过，被肾小管重吸收，过多的轻链重吸收造成肾小管损害。此外，高钙血症、高尿酸血症、高黏滞综合征、淀粉样变性及肿瘤细胞浸润，均可造成肾脏损害。患者可有蛋白尿、本周（Bence-Jones）蛋白尿、镜下血尿，易被误诊为"肾炎"。最终发展为肾功能不全。肾功能衰竭是MM的致死原因之一。在大多数情况下，肾功能衰竭是慢性、渐进性的，但少数情况下可发生急性肾功能衰竭，主要诱因是高钙血症和脱水，若处理及时得当，这种急性肾功能衰竭还可逆转；⑤高

钙血症：血钙升高是由于骨质破坏使血钙逸向血中、肾小管对钙外分泌减少及单克隆免疫球蛋白与钙结合的结果。增多的血钙主要是结合钙而非离子钙。血钙＞2.58mmol/L即为高钙血症。高钙血症的发生率报告不一，欧美国家MM患者在诊断时高钙血症的发生率为10%～30%，当病情进展时为30%～60%。我国MM患者高钙血症的发生率约为16%，低于西方国家。高钙血症可引起头痛、呕吐、多尿、便秘，重者可致心律失常、昏迷甚至死亡。钙沉积在肾脏造成肾脏损害，重者可引起急性肾功能衰竭，威胁生命，故需紧急处理；⑥高黏滞综合征：血中单克隆免疫球蛋白异常增多，一则包裹红细胞，减低红细胞表面负电荷之间的排斥力而导致红细胞发生聚集，二则是血液黏度尤其血清黏度增加，血流不畅，造成微循环障碍，引起一系列临床表现称为高黏滞综合征。常见症状有头晕、头痛、眼花、视力障碍、肢体麻木、肾功能不全，严重影响脑血流循环时可导致意识障碍、癫痫样发作，甚至昏迷。眼底检查可见视网膜静脉扩张呈结袋状扩张似"香肠"，伴有渗血、出血。因免疫球蛋白包裹血小板及凝血因子表面，影响其功能，加之血流滞缓损伤毛细血管壁，故常有出血倾向，尤以黏膜渗血（鼻腔、口腔、胃肠道黏膜）多见。在老年患者中，血液黏度增加、贫血、血容量扩增可导致充血性心力衰竭发生，雷诺现象也可发生；⑦高尿酸血症：血尿酸升高＞327μmol/L者在MM常见。北京协和医院MM 91例中，61例（67%）有高尿酸血症。血尿酸升高是由于瘤细胞分解产生尿酸增多和肾脏排泄尿酸减少。血尿酸升高虽然很少引起明显临床症状，但可造成肾脏损害，应予预防和处理；⑧神经系统损害：瘤细胞浸润、瘤块压迫、高钙血症、高黏滞综合征、淀粉样变性以及病理性骨折造成的机械性压迫，均可成为引起神经系统病变和症状的原因。神经系统症状多种多样，既可表现为周围神经病和神经根综合征，也可表现为中枢神经系统症状。胸椎、腰椎的压缩性病理性骨折可造成截瘫。北京协和医院125例中12例有神经系统病变，周围神经病变3例、神经根损害3例、颅内损害2例、脊髓受压而致截瘫4例；⑨淀粉样变性：免疫球蛋白的轻链与多糖的复合物沉淀于组织器官中即是本病的淀粉样变性。受累的组织器官常较广泛，舌、腮腺、皮肤、心肌、胃肠道、周围神经、肝、脾、肾、肾上腺、肺等均可被累及，可引起舌肥大、腮腺肿大、皮肤肿块或苔藓病、心肌肥厚、心脏扩大、腹泻或便秘、外周神经病、肝脾肿大、肾功能不全等等。淀粉样变性的诊断依赖组织活检病理学检查，包括形态学、刚果红染色及免疫荧光检查。欧美国家报告淀粉样变性在MM中的发生率为10%～15%，而我国的发生率为1.6%～5.6%。由淀粉样变性损害正中神经引起的腕管综合征在西方国家多见，而国内尚未见有报告；⑩肝脾肿大及其他：瘤细胞浸润、淀粉样变性导致肝脾肿大。肝大见于半数以上患者，脾大见于约20%的患者，一般为肝、脾轻度肿大。淋巴结一般不肿大。少数患者可有关节疼痛，甚至出现关节肿胀、类风湿样结节，系骨关节发生淀粉样变性的表现。皮肤损害如瘙痒、红斑、坏疽样脓皮病、多毛仅见于少数患者。个别患者有黄瘤病，认为是单克隆免疫球蛋白与脂蛋白结合的结果。

四、讨论分析

多发性骨髓瘤的治疗主要有传统化疗和大剂量化/放疗后的造血干细胞移植。传统化疗的有效率仅为40%～60%。造血干细胞移植的反应率为75%～90%。但本病多次化疗后易复发，且患者发病时年龄较大，大多基础状况差，且受经济条件所限，大多很难承受干细胞移植，尤其是难治性病例经受多次化疗全身状况差难以继续做强化疗。我们在临床中体会到采用MP、VAD方案，砷剂交替使用，并结合沙利度胺口服，中药补肾解毒化瘀法辨证治疗为本病切实可行，行之有效的治疗方法。①砷剂的作用机制：通过线粒体途径诱导细胞凋亡；抑制肿瘤血管新生而影响骨髓瘤细胞生长；阻滞细胞周期而抑制骨髓瘤细胞生长；通过免疫介导作用使LAK细胞介导的杀伤作用增强，抑制MM细胞的黏附而减少IL-6分泌；②沙利度胺的作用机制具有降低VEGF、肿瘤坏死因子的水平，抑制肿瘤新生血管形成的作用，抑制MM细胞的生长，引起肿瘤细胞的凋亡。在西医诊断的基础上结合辨病用药，可以在宏观上把握疾病的发展过程避免延误病情。根据西医的诊断分期确定中西药治疗策略，如在症状稳定期，可以单用中药扶正抗肿瘤，严密观察各项指标；在疾病进展期，则采用联合化疗，结合中药以减轻化疗副反应，增加化疗敏感性；对于疾病终末期无条件化疗者，采用中药改善骨痛，延缓病情发展进程，并配合西药支持疗法以延长生命，改善生活质量。

病例 ❷ 布氏菌性脊柱炎

一、病例简介

患者，男，59岁，农民，2023年10月29日入院。

主诉：腰痛1年余，加重伴右下肢麻木1月。

现病史：患者1年前无明显诱因出现腰部僵硬疼痛行走不便，关节僵硬，于当地医院进行物理治疗，火罐、按摩、电针后症状可缓解，1月前无明显诱因症状加重，腰部疼痛加重，伴右下肢麻木无力，腰椎活动受限，之前未予重视、未给予规范性治疗。今为求进一步治疗，现来院就诊，门诊经查体，阅片后以"腰椎间盘突出伴坐骨神经痛"收住入院，入院症见：患者神清、精神可。腰部僵硬疼痛，活动受限，无胸闷、心悸，头晕、头痛。

既往史：一般健康情况好否认高血压，否认糖尿病，否认慢性肾脏疾病，否认慢性胃炎。否认传染病史预防接种史不详。2022年7月于当地人民医院行胃穿孔手术，否认其他外伤史，否认输血史，否认食物及药物过敏史。

个人史：否认吸烟史，否认饮酒史，职业为农民，有牛羊接触史。否认工业毒物接触史，否认粉尘接触史，否认放射性物质接触史，否认冶游史。

家族史：否认家族性遗传病史。

检查：脊柱外观未见明显侧凸及后凸畸形，$L_3 \sim S_1$ 压痛、叩击痛（+），椎旁压痛（+），腰部活动受限，双髋部无明显压痛、叩击痛，"4"字实验（−），直腿抬高试验：右下肢60°（+）、左下肢阴性，双下肢肌力基本正常，双下肢皮肤感觉及鞍区皮肤未见明显异常，右膝、跟腱反射减弱，生理反射存在、病理反射未引出。血常规CRP（静脉血）：红细胞 3.92×10^{12}/L↓，血红蛋白124g/L↓，红细胞比容37.20%↓。凝血系列（静脉血）：血浆D−二聚体测定1.27mg/L↑。结核抗体（静脉血）：抗结核抗体阴性。布氏杆菌虎红平板试验阳性。布氏杆菌试管凝集试验1∶200。结核杆菌γ干扰素释放试验（−）。结核抗体（−）。CRP 175.91mg/L。ESR 99mm/h。胸部、腰椎DR：双肺纹理重；肺动脉段膨隆，考虑肺动脉高压征象；$L_{4\sim5}$椎体异常改变，考虑感染性病变。彩超检查（肝、胆、胰、脾、双肾＋（泌尿系）：肝囊肿（多发）、肝内钙化灶；左肾积水；左肾结石；左侧输尿管上段扩张并结石嵌顿；左肾囊肿，Bosniak为Ⅰ级。腰椎MRI：$L_{4\sim5}$椎体相邻缘上述异常，考虑感染性病变，椎旁软组织肿胀、椎管受累，请结合临床考虑布鲁氏菌感染；$L_{2\sim3}$、$L_{3\sim4}$、$L_{4\sim5}$、$L_5\sim S_1$椎间盘变性、膨出；$L_{4\sim5}$层面双侧黄韧带肥厚；腰椎退行性改变；腰背部皮下软组织少许渗出。腰椎间盘CT：$L_{4\sim5}$椎体及椎旁软组织所示异常，考虑慢性感染性病变，结核可能，必要时进一步检查；$L_{1\sim3}$椎体不稳；$L_{2\sim3}$、$L_{3\sim4}$、$L_5\sim S_1$椎间盘膨出，$L_5\sim S_1$椎间盘后突出，同平面椎管狭窄；腰椎退行性改变。

> **诊断**　①布氏菌性脊柱炎；②腰椎椎管狭窄；③腰椎间盘突出伴坐骨神经痛。

二、诊疗经过

入院完善相关检查，明确诊断，二级护理，普食；中医给予活血化瘀、舒筋通络。西医予消肿止痛；口服利福平0.45g、多西环素0.15g，1次/日；抗感染等对症治疗。中医给予中医定向透药疗法（腰部及双髋）；中频脉冲电治疗（腰部）；中药塌渍治疗（大于10%体表面积）（腰部）；穴位贴敷治疗（足三里、涌泉、委中）；放射式冲击波疼痛治疗（RSWT）（腰部）以活血化瘀、舒筋通络。西医予营养神经、消肿止痛等对症治疗。指导患者卧床休息，避免腰部剧烈活动，调护、避风寒、畅情志、调饮食。

手术名称：腰椎后路切开椎管减压、病损切除、椎弓根钉内固定植骨融合术。

手术经过：麻醉生效后，垫体位，患者取俯卧位，术区常规消毒，铺无菌巾单。以L_5棘突为中心行后正中纵切口，长约10cm，依次切开皮肤、皮下组织及深筋膜，沿棘突两侧行骨膜下剥离，显露两侧关节突及椎板。术中见关节增生肥大。

分别自L_3、L_4、S_1椎弓根进针点开口、扩孔，探查孔道为骨性通道后植入定位针，术中拍片见定位针位置理想。经L_3、L_4、S_1两侧椎弓根通道攻丝后置入椎弓根螺钉共6枚。再次拍片示螺钉位于相应椎弓根及椎体内，位置理想。切除L_3、L_4、L_5、S_1上2/3棘突和椎板，见黄韧带肥厚，压迫硬膜，切除肥厚的黄韧带，显露硬脊膜，有奶酪样淡黄色炎性物质流出，清除并取病理标本，探查椎间隙，见上下椎板破坏，有大量死骨，逐一清除，刮匙刮除失活组织及死骨，探查双侧松解神经根，大量盐水及双氧水冲洗，植入人工植骨条，加压植入连接棒，安放横联，再次拍片示内固定物位置满意，无菌生理盐水冲洗伤口，充分止血。切口内置引流条1根，逐层缝合，无菌纱布包扎。手术顺利，术中麻醉满意，无手术副损伤，术中出血400mL，输红细胞2IU。术后患者安返病房。

术后：①术后处理措施：术后予以全麻术后护理常规；Ⅰ级护理（超过12h）；术后6h后普食；陪员1人；引流管引流（负压）；0.9%氯化钠注射液100毫升/次+注射用头孢唑林钠1克/次，静脉输液3次/日；0.9%氯化钠注射液100毫升/次+地塞米松磷酸钠注射液10毫克/次，静脉输液1次/日；转化糖电解质注射液500毫升/次+注射用多种维生素（12）1支/次，静脉输液1次/日；0.9%氯化钠注射液（40滴/分）100毫升/次+注射用盐酸罂粟碱（40滴/分）30毫克/次，静脉输液2次/日；复方氨基酸注射液（14AA-SF）250毫升/次，静脉输液1次/日；达肝素钠注射液5000IU/次，皮下注射1次/日；皮内针治疗（双侧内关、合谷、外关），隔天一次；射频电疗（腰部），2次/日；中医定向透药疗法（双下肢及双髋），1次/日；中频脉冲电治疗（双髋），1次/日；中药塌渍治疗（大于10%体表面积），2次/日。术后应当特别注意观察的事项及向患者告知手术情况，术后予以平卧位，密切观察术部伤口渗出情况，在医师指导下积极行功能锻炼。余无特殊，继观；②术后复查：术后病理回示：灰白灰褐色碎骨组织一堆，大小2.5cm×2cm×0.2cm。送检为少许退变髓核组织，并见增生的纤维及血管组织包绕死骨碎片，伴多灶的钙盐沉积及骨化，少量的淋巴细胞浸润，周边可见纤维素渗出及坏死。结合临床及影像学资料，病变符合布氏杆菌脊柱炎。术后复查腰椎正侧位X线示：腰椎内固定术后，内固定器位于$L_3 \sim S_1$椎体内，内固定在位，$L_{4\sim5}$椎体变扁，椎间隙变窄、模糊，相邻椎体面骨质毛糙，诸椎体缘骨质增生。

三、知识拓展

布氏菌病是一种人畜共患的传染病，是由布鲁杆菌感染引起的系统性、感染性及变态反应性疾病。布氏菌最先由英国医师Bruce于1886年发现，他从死于波浪热的士兵脾脏中分离出该细菌。后为纪念Bruce，将本病称为布氏菌病。布氏菌病在全世界范围内都有发生，但以地中海地区发生率最高，土耳其和中东地区为高发区，发展中国家的发病率明显高于发达国家。布氏菌性脊柱炎是布氏菌病骨关节并发症的一种，其在布氏菌病患者中的发生率为2%～53%，本病最早由Kulowski和Vinke在1932年首次描述。在临床上，由于对布氏菌性脊柱炎认识的不足，通常出现误诊误治，延误了治疗时机，使病情转为迁延性，增加了治疗的困难。在我国，近年来因养殖业的发展和城市宠物饲养的增加，流动贸易的增长和旅游业的发展，布氏菌病有扩大流行的趋势。因此作为临床医师应对此病引起足够的重视。

布鲁杆菌为不活动、微小、球状、多形性革兰阴性杆菌，在外界环境中生存力较强，但生长很慢。布氏菌病的传染源主要为病畜，常见者为羊、牛和猪，也有宿主为犬的传染病例报道，其中以羊型布氏菌病最常见，病菌存在于病畜的组织、排泄物、乳汁、分泌物、羊水及胎盘中。布氏菌病可通过多种途径感染人体，可通过直接接触后经皮肤黏膜进入，也可因饮用未消毒的病畜乳制品经口染病，还可通过呼吸道、眼角膜及性器官黏膜侵入而受染。进入人体的病菌通过血循环途径到达脊柱造成脊柱炎。

布氏菌性脊柱炎可以发生于脊柱的任何部位，但以腰椎好发，胸椎和颈椎次之。布鲁杆菌进入人体后，因椎体的上终板血供丰富，是布鲁杆菌首先侵及的部位，进一步侵及椎间盘和椎体造成椎体骨髓炎和椎间盘炎。由于易侵犯结缔组织，所以关节和韧带处是其首先累及的部位，通常出现韧带炎的表现，促使韧带发生钙化或骨化，在脊柱炎病例中，受累椎体前纵、后纵、黄韧带处呈现纤细的索条状钙化。其次，由于椎间盘炎的发生，使椎间隙变窄，相邻椎体的上下缘骨质破坏，并伴有明显的边缘性骨赘形成。还可侵犯周围软组织，并形成椎旁脓肿和椎管内脓肿而压迫脊髓及马尾神经，表现出相应的神经损害症状。文献报道出现神经损害症状的发生率占布氏菌性脊柱炎的12%左右。布氏菌性脊柱炎病理表现：急性期主要为急性韧带及滑膜炎，亚急性和慢性期主要形成布鲁杆菌性肉芽肿，肉芽肿主要由上皮细胞、巨细胞、形态不整网状内皮细胞及郎汉斯细胞组成。骨髓腔内肉芽组织增生，其内单核细胞、淋巴细胞、中性粒细胞、嗜酸性细胞浸润，可见成片类上皮细胞组成的结节样病灶。

四、讨论分析

布氏菌性脊柱炎是由布鲁氏菌侵犯脊柱导致的感染性椎间盘炎或椎体炎。目前，国内外治疗方面仍以药物保守治疗为主，多数患者能够通过药物保守治疗治愈。可选择四环素+链霉素治疗或参照此方案选择同类药物进行替换治疗。WHO推荐的治疗方案为：多西环素200mg/d+利福平600～900mg/d，疗程6周；多西环素200mg/d（四环素2g/d）+链霉素1g/d，多西环素（四环素）疗程6周，链霉素疗程2～3周。

椎弓根钉内固定手术治疗布氏杆菌性脊柱炎的优点在于：①简化了手术操作。采取单一并且常规的入路，操作简单易行；单纯后路手术为常用术式，多数基层医院的医生都能够操作；省去了前方胸膜外或腹膜外操作的步骤；②减少了手术时间。相比前后路手术，无需变换体位，减少了术中麻醉困难及手术时间；手术操作步骤的简化也缩短了手术的时间；③减少了手术中的出血量。术中出血少，手术创伤小，术后患者恢复快；④单节段固定最大限度保留了脊柱正常节段的运动功能。对患者术后活动影响小；最大限度地保留了后方脊柱的完整性；⑤有利于患者早日康复。采用坚强的内固定，患者可以早期下地，及早地走向工作岗位，节省了长期卧床及护理带来的更多的经济负担，间接地创造更多的社会经济效益。

病例 ③ 双侧膝关节骨性关节炎 （K/L分型Ⅳ型）

一、病例简介

患者，男，59岁，农民，2022年10月12日入院。

主诉：双膝关节间断疼痛18年，加重伴活动障碍半月。

现病史：18年前无明显诱因出现双膝关节疼痛，其间断性钝性隐痛，以活动后加重，休息后减轻，以左膝关节为重，不伴双下肢麻木，无放射性疼痛，局部皮肤无红肿，曾在当地医院就诊，对症给予药物治疗，效差，上述症状持续存在并呈进行性加重。半月前出现双膝关节疼痛加重，步行百米即出现双膝关节疼痛，伴跛行，严重影响正常生活，今为进一步治疗，遂来医院门诊，排除新冠肺炎，门诊以"双侧膝关节原发性关节炎"为诊断收入院。发病以来，神志清楚，精神尚可，饮食正常，睡眠一般，体力正常，大小便正常。

既往史：平素身体状况一般，否认糖尿病史，否认冠心病史，否认肝炎病史，否认结核病史，否认其他病史。预防接种史不详。

个人史：生于原籍，否认长期外地居住史。否认血吸虫病疫水接触史，否认疫区生活史，否认到过其他地方病或传染病流行地区及其接触史，否认烟酒及其他不良嗜好，否认工业毒物、粉尘、放射性物质接触史，否认冶游史。

家族史：否认家族性遗传病史。

检查：体温36.2℃，脉搏72次/分，呼吸16次/分，血压134/76mmHg，身高150cm，体重60.00kg。发育正常，营养中等，精神可，自主体位，查体合作。全身皮肤及黏膜无发绀、黄染、苍白，无皮疹，无皮下结节、瘢痕，无瘀点、紫癜、瘀斑、血肿，无肝掌、蜘蛛痣。全身浅表淋巴结未及肿大。头颅无畸形，五官端正。眼睑无水肿，巩膜无黄染，双侧瞳孔等大等圆，直径约为2.5mm，对光反射灵敏。外耳道无异常分泌物，乳突无压痛，鼻腔通气良好，双鼻窦区均无压痛。口唇红润，伸舌居中，口腔黏膜无溃疡，牙龈无出血。咽部无充血，双侧扁桃体无肿大。颈部无抵抗，颈静脉无怒张，气管居中，甲状腺无肿大、对称、无血管杂音、无触痛。胸廓对称无畸形，双肺呼吸运动对称，呼吸运动和呼吸频率正常，双肺叩诊呈清音，听诊双肺呼吸音清晰，未闻及干、湿性啰音。心前区无隆起，心尖冲动位于第五肋间左锁骨中线内侧1cm，搏动范围正常，心前区未触及震颤和心包摩擦感，心相对浊音界正常，心率72次/分，心律齐，各瓣膜听诊区未闻及病理性杂音。腹部平坦，腹式呼吸存在，无腹壁静脉曲张，未见胃肠型及蠕动波，腹软，全腹无压痛及反跳痛，肝、脾于肋缘下未触及，Murphy征阴性，未触及包块，肝上界位于右锁骨中线第5肋间，肝区、双肾区无叩痛，无移动性浊音，肠鸣音正常，肛门、外生殖器未查。生理弯曲存在，棘突及棘旁无压痛叩击痛，无放射痛。双下肢等长，皮肤颜色正常，双下肢未见肌肉萎缩，双侧膝关节轻度肿胀，局部皮温不高，双侧膝关节明显内翻畸形，膝周压痛阳性，膝关节内侧间隙压痛阳性，关节屈伸活动有摩擦感，双侧膝关节屈伸活动受限，左侧膝关节活动度ROM 10°～100°，右侧膝关节活动度ROM 15°～110°，前后抽屉试验阴性，侧方应力试验阴性，研磨试验阳性，浮髌征阴性。双下肢皮肤感觉正常，肌张力正常，双侧股四头肌肌力5级，双侧胫前肌及海长屈肌胫后肌群肌力5级，双侧足背动脉搏动存在，可触及，双下肢末梢循环尚可，全身其余关节无明显异常。X线片（2021年6月12日），双侧膝关节退行性改变，见图5-1。

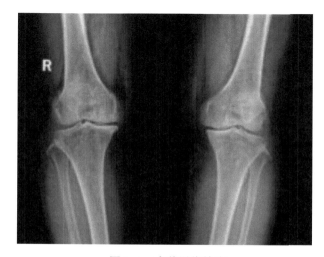

图5-1　术前影像检查

诊断	双侧膝关节骨性关节炎（K/L分型 Ⅳ 型）。

二、诊疗经过

入院后完善相关检查，排除手术禁忌，行双侧膝关节表面置换术（图5-2）。术后2d助行器辅助下或腋拐辅助下下床活动。

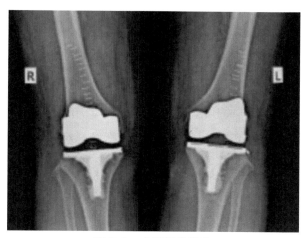

图5-2　术后影像检查

三、知识拓展

骨性关节炎是老年人群中最常见的关节疾病之一，膝关节受累最为常见，其引起的下肢疼痛、活动受限等症状的概率明显高于其他疾病，局部疼痛是骨性关节炎患者最常见的主诉，部分患者最终不得不接受关节置换，严重影响老年人群的生活质量，因此对于膝关节骨性关节聚的研究显得更为迫切和重要。

膝关节骨性关节炎被普遍认为是一种多因素的疾病，累及全膝关节，包括局灶或弥漫性关节透明软骨丧失，软骨下骨质改变，边缘及中央性骨赘形成，半月板损伤，韧带松弛，滑膜炎症及关节周围肌肉活力减低等改变。MRI能多序列、多平面地显示这些病理改变，从而对膝关节骨性关节聚进行全面评价。

骨性关节炎患者中关节软骨退变缺损是一个极其重要的初始病理改变。一项研究，主要采用3D-SPGR和3D-SSFP序列对膝关节骨性关节炎患者的关节软骨进行评价，31个膝关节中，17个膝关节的69个关节表面（37.1%）发现不同程度的软骨异常改变，与术中评价相对应。部分外侧胫骨平台边缘和股骨滑车的病灶，因局部解剖结构复杂，软骨本身厚度不均匀，使得MRI评价常低估此类病灶。

四、讨论分析

双侧全膝关节置换术对治疗骨性关节炎十分有效，通过用人造假体代替病变的关节软骨，可以恢复患者膝关节功能、改善关节活动度、缓解患者疼痛、控制骨关节炎症，对于晚期的患者有积极的治疗效果。适用于多种膝关节疾病，如内外翻畸形、关节结核等都适用于双侧全膝关节置换术，对保守治疗后作用效果一般的患者有较为良好的效果，如对于存在关节畸形、关节不稳的患者，如关节疼痛明显的患者，均适用这一方法进行治疗。双侧全膝关节置换术目前多用于50～85岁的中老年人群，一般在术后3～6个月即可恢复到正常的生活水平，需要坚持科学有效的康复训练如股四头肌等长收缩锻炼和膝关节主动伸屈锻炼等，恢复情况会因个人身体状况及锻炼情况有所差异，注意避免活动量过大，保证充足的休息时间及清淡的饮食习惯。

病例 ❹ 右膝关节骨性关节炎

一、病例简介

患者，男，57岁，农民，2022年7月23日入院。

主诉：右膝关节疼痛不适5年，加重并畸形1年。

现病史：5年前无明显诱因出现右膝关节疼痛，劳累、久走后加重，休息后有所减轻，于当地诊断为"膝关节骨性关节炎"，保守治疗效果可。5年来上述疼痛症状反复作，发作时给以膏药外贴、药物口服后，症状有所缓解。1年前右膝关节疼痛加重，给予口服药物、理疗等治疗后，症状无明显缓解，逐渐出现内翻畸形、行走困难。今患者及其为求进一步治疗来医院，经门诊检查后以"右膝关节骨性关节炎"为诊断收入院。近来，患者神志清，精神可，饮食、睡眠可，二便调。

既往史：否认"高血压、糖尿病"等慢性病史。既往"心脏病"病史6年之久，现口服有"阿司匹林肠溶片、阿托伐他汀钙片"，症状控制可；4年前曾"脑梗死"发作，对症治疗后好转，未再发病。40年前曾因摔伤致右侧股骨下段骨折，给以保守治疗，骨折畸形愈合。否认其他手术外伤史。否认药物及食物过敏史。

个人史：生于原籍，否认长期外地居住史。否认血吸虫病疫水接触史，否认疫区生活史，否认到过其他地方病或传染病流行地区及其接触史，否认烟酒及其他不良嗜好，否认工业毒物、粉尘、放射性物质接触史，否认冶游史。

家族史：否认家族性遗传病史。

检查：体温36.7℃，脉搏70次/分，呼吸18次/分，血压146/70mmHg，身高173cm，体重64kg，BMI 21.4kg/m^2。发育正常，体型偏瘦，营养良好，神志清楚，对答切题，步入病房，自主体位，查体合作。全身皮肤黏膜无苍白、发绀、黄染、出血点、皮疹，皮肤弹性好。全身浅表淋巴结无肿大。头颅无畸形，结膜无充血，巩膜无黄染，角膜透明，双侧瞳孔等大等圆，直接、间接对光反射灵敏，双侧角膜反射存在，眼球各向运动无障碍。耳郭无畸形，外耳道通畅，未见异常分泌物，乳突无压痛，双耳听力粗测无障碍。鼻外形正常，鼻中隔未见明显偏曲，鼻腔未见异常分泌物。口唇红润，牙齿排列整齐，伸舌居中，咽无充血，扁桃体无肿大。颈软、无抵抗，活动不受限。气管居中，甲状腺无肿大。胸廓双侧对称，双侧呼吸动度一致，胸廓挤压痛阴性。双肺呼吸音清，未闻及干、湿性啰音。心前区未见异常心包摩擦音。腹部平坦，触软，无肌紧张，全腹无压痛及反跳痛，腹部叩诊呈鼓音，肝区叩击痛（−），移动性浊音（−），肠鸣音约5次/分，未闻及气过水声。肛门外生殖器未查。脊柱生理弯曲正常，脊柱无叩痛，各向活动不受限。腹壁、肱二头肌腱、跟腱、膝腱反射正常，踝阵挛Hoffmann征、Babinski征未引出。左膝关节内翻5°畸形、右膝关节内翻10°畸形，右侧大腿远端可见散在三处圆形瘢痕，皮温正常。双膝浮髌征阴性，右侧髌骨研磨试验阳性，挺髌试验阳性，右膝关节周围压痛明显，内外、前后向稳定性可。双膝关节活动度：左膝伸0°，屈120°，右膝伸0°，屈100°，右膝过伸、过屈试验阳性，左膝过伸过屈试验阴性，双下肢肌力Ⅴ级。双侧足背和胫后动脉搏动可触及，末梢血运、感觉、运动良好。双下肢全长诊断意见，骨盆略倾斜，右下肢较左下肢略变短，双膝关节对应关系可，右膝内侧关节间隙略变窄，关节面下骨质硬化，关节缘骨质增生，右侧股骨下段可见骨折愈合后影，骨折畸形愈合。右膝关节正侧位见；右膝关节对应关系可，胫股内侧关节隙变窄、关节面下骨质硬化，骨上缘可见骨质增生影，股骨下段可见陈旧骨折畸形愈合，正位上向外侧成角畸形，侧位上向前成角。化验结果：血常规、血沉C反应蛋白均在正常范围内，类风湿因子、抗"O"均阴性。

> 诊断 ①右膝关节骨性关节炎；②右侧股骨下段骨折畸形愈合；③高血压2级中危；④心脏病。

二、诊疗经过

入院后完善相关检查，排除手术禁忌证后予以行"右膝关节表面置换术"，术

前、术后图片见图5-3～图5-4。术后抗炎、抗凝、活血镇痛治疗，同时积极进行
右膝关节康复锻炼，拆线后好转出院。术后恢复良好。

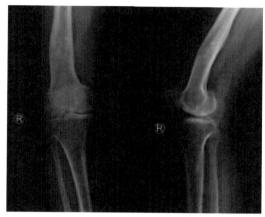

图5-3 术前影像检查

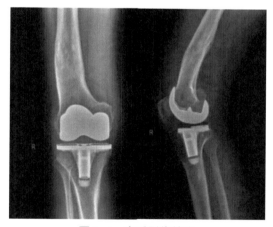

图5-4 术后影像检查

三、知识拓展

骨性关节炎（OA）又称老年性关节炎，是以关节软骨变性、骨赘形成和软骨
下骨质囊性变为特点，好发于50岁以上的中、老年人，发病率随年龄而增加，多
累及手指关节、膝、髋、脊柱等。OA的发生与遗传因素、高龄、肥胖、性激素、
骨密度、过度运动、吸烟等有关；创伤、关节异常、劳累、剧烈活动常常加重病

情发展，但每个人具体情况又不一样，有些人很早就得病，而有些人到了很大年纪才得病，还有些人终身都不得病，可能与患者自身易感性有关。总的来说，随着社会老龄化的到来，发病的人群越来越多。该病除了破坏软骨以外，还可累及滑膜、关节囊和软骨下骨板，造成关节肿胀、磨损、关节间隙变窄，关节内外翻畸形或者伸直弯曲受限，严重时不能行走。血常规基本正常，偶伴有贫血、血沉和C反应蛋白正常、类风湿因子阴性、抗"O"（-）、ANA（-），女性患者多合并骨质疏松。

疼痛是本病的主要症状，也是导致功能障碍的主要原因。特点为隐匿发作、持续钝痛，多发生于活动以后，休息可以缓解。随着病情进展，关节活动可因疼痛而受限，甚至休息时也可发生疼痛，发在膝髋关节时，常常造成残疾。一般来说，膝骨关节炎最早发生于前内侧或髌股关节，然后逐渐发展至外侧直至全膝关节炎。

四、讨论分析

合并关节外畸形的患者行TKA手术是对关节外科医师的一个挑战。术前需要对畸形的部位、平面、成角大小和方向进行仔细地评估，制定具体的手术计划。我们的经验是股骨端畸形大于20°的年轻患者，首选截骨、恢复下肢力线，待二期骨折愈合后再行TKA，有意思的是一些患者骨折畸形纠正、下肢力线恢复后，疼痛减轻了，变窄的关节间隙也部分恢复了，较长一段时间内不需要行TKA。是不是畸形小于20°的患者可以直接行TKA呢？也不是，不能光考虑关节外畸形角度，更重要的是参考股骨远端外侧角来评估关节内的畸形，对于内翻畸形，股骨外翻截骨角度为1/2股骨成角（角顶近端股骨长度/股骨全长）+外翻6°，若角度小于等于10°，可以进行关节内纠正，术中股骨开髓点适当外移，允许保留股骨端内翻2°的残留。

病例 ❺ 累及全身类风湿性关节炎

一、病例简介

患者，女，54岁，农民，2021年6月23日入院。

主诉：双膝及腕关节肿痛、畸形、活动受限1年。

现病史：1年前患者怀孕4个月时因抗风湿药物剂量减低，既往类风湿性关节炎症状加重累及双膝关节，双膝关节疼痛活动受限，给予对症治疗效果不佳，逐渐出现双膝屈曲畸形，不能负重行走，孕晚期需轮椅助行。患者分娩3个月后前往当地综合医院风湿科就诊检查示，双膝关节退变、间隙消失，双腕骨破坏融合，药物治疗无效，双膝疼痛、屈曲畸形不能行走，双腕关节不能旋转活动，建议手术治疗。今患者及其为求进一步治疗来医院，经门诊检查后以"累及全身类风湿性关节炎、双膝关节屈曲挛缩畸形"为诊断收入院。近来，患者神志清，精神可，饮食、睡眠差，二便调。

既往史：否认"高血压、糖尿病、冠心病"等慢性病史。既往"类风湿性关节炎"病史13年之久，长期服用抗类风湿药物，双腕关节及双膝关节畸形、肿痛。否认结核病、乙肝、丙肝等传染病史。6个月前剖宫产1女婴。否认其他手术外伤史。

个人史：生于原籍，否认长期外地居住史。否认血吸虫病疫水接触史，否认疫区生活史，否认到过其他地方病或传染病流行地区及其接触史，否认烟酒及其他不良嗜好，否认工业毒物、粉尘、放射性物质接触史，否认冶游史。无异常痛经史，无异常流血史，无异常白带史。

家族史：否认家族性遗传病史。

检查：体温36℃，脉搏99次/分，呼吸18次/分，血压133/84mmHg，身高165cm，体重63kg，BMI 23kg/m²。发育正常，体型适中，营养中等，神志清楚，对答切题，轮椅助行，自主体位，查体合作。全身皮肤黏膜无苍白、发绀、黄染、出血点、皮疹，皮肤弹性好。全身浅表淋巴结无肿大。头颅无畸形，结膜无充血，巩膜无黄染，角膜透明，双侧瞳孔等大等圆，直接、间接对光反射灵敏，双侧角膜反射存在，眼球各向运动无障碍。耳郭无畸形，外耳道通畅，未见异常分泌物，乳突无压痛，双耳听力粗测无障碍。鼻外形正常，鼻中隔未见明显偏曲，鼻腔未见异常分泌物。口唇红润，牙齿排列整齐，伸舌居中，咽无充血，扁桃体无肿大。颈软、无抵抗，活动不受限。气管居中，甲状腺无肿大。胸廓双侧对称，双侧呼吸动度一致，胸廓挤压痛阴性。双肺呼吸音清，未闻及干、湿性啰音。心前区未见异常隆起或凹陷，心音有力，心率不快，心律齐，各瓣膜听诊区未闻及病理性杂音、额外心音、心包摩擦音。腹部平坦，触软，无肌紧张，全腹无压痛及反跳痛，腹部叩诊呈鼓音，肝区叩击痛（−），移动性浊音（−），肠鸣音约5次/分，未闻及气过水声。脊柱生理弯曲正常，脊柱无叩痛，各向活动不受限。腹壁、肱二头肌腱、跟腱、膝腱反射正常，踝阵挛Hoffmann征、Babinski征未引出。轮椅助行入病房，自主体位。双腕关节肿胀、压痛明显，背伸掌屈活动受限，旋转尚可，背伸10°，掌屈10°，左手握力Ⅲ级，中环小指近指间关节屈曲畸形，压痛明显。双膝关节屈曲、外翻畸形，双膝关节局部皮温略高，右膝关节肿胀，左膝关节无肿胀，双膝浮髌征阴性。双膝活动度：左膝伸40°，屈110°，右膝伸70°，屈100°，双膝关节前后内外稳定性尚可，双下肢肌力Ⅴ−级，双踝关节局部压痛，双侧足背及胫后动脉搏动可触及。WBC 4.68×10⁹/L，RBC 3.79×10⁰⁹/L，Hb 112g/L，RF 44.8IU/mL，TP 59.6g/L，Alb 36.4g/L，ESR 78.0mm/h，CRP 50.7mg/L，anti-CCP 86.4IU/mL。骨密度（双能量X线）Z值-2.6。

> **诊断** ①累及全身类风湿性关节炎；②双膝关节屈曲畸形；③双腕关节骨质破坏。

二、诊疗经过

入院后完善相关检查，调理类风湿炎性指标、纠正贫血低蛋白，待类风湿情况稳定（ESR 48.0mm/h，CRP 45mg/L）、手术禁忌证排除后行"右膝关节表面置换术",术后抗炎、抗凝、抗类风湿治疗,同时积极进行下肢康复锻炼,由于患者身体条件差,未予同期行左膝关节置换术,建议患者右膝术后3个月再行左侧手术。患者拆线后好转出院。3个月后来院行"左膝关节表面置换术",术后恢复良好,术前、术后图片见图5-5~图5-6。

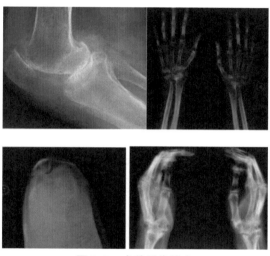

图5-5 术前影像检查

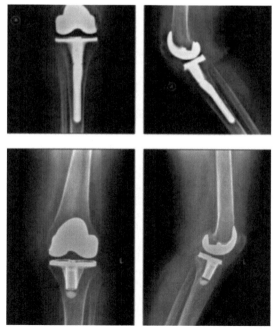

图5-6 术后影像检查

三、知识拓展

类风湿关节炎（rheumatoid arthritis，RA）是一种以侵蚀性关节炎为主要表现的全身性自身免疫病。本病以女性多发，男女患病比例约1：3。RA可发生于任何年龄，以30～50岁为发病的高峰。本病表现为以双手和腕关节等小关节受累为主的对称性、持续性多关节炎。病理表现为关节滑膜的慢性炎症、血管翳形成，并出现关节的软骨和骨破坏，最终可导致关节畸形和功能丧失。此外，患者尚可有发热及疲乏等全身表现。血清中可出现类风湿因子（RF）及抗环瓜氨酸多肽（CCP）抗体等多种自身抗体。

四、讨论分析

RA患者经过积极内科正规治疗，病情仍不能控制，为纠正畸形，改善生活质量可考虑手术治疗。手术方式一般包括关节镜微创手术、人工关节置换术、关节融合术。

关节镜微创手术主要适用于早期关节肿胀、滑膜增生明显患者，不适用于晚期关节畸形患者，通过关节镜清理肿胀滑膜、关节内应用药物减轻滑膜分泌炎性因子、阻止血管翳对关节软骨的进一步破坏，术后联合药物应用，控制症状、延缓病情发展。关节融合术由于破坏性较大，术后会丧失关节活动度，不建议常规使用。

对于膝关节间隙狭窄消失、屈曲外翻畸形多采取人工全膝关节置换术（total knee arthroplasty，TKA）。随着人工关节假体设计和假体材料的发展，再加上关节置换技术水平的提高，人工关节置换手术得到长足发展，无疑给广大默默承受膝关节疼痛的患者带来了福音。TKA让患者能够再次站起来、动起来，改善其关节功能、减轻疼痛，提高患者生活质量，让其可以基本上和正常人一样生活，无论从身体上和精神上都得到了解放。

参考文献

[1] 王勇. 临床骨科疾病诊疗研究 [M]. 长春：吉林科学技术出版社，2020.

[2] 吴修辉，孙绪宝，陈元凯. 实用骨科疾病治疗精粹 [M]. 北京：中国纺织出版社，2020.

[3] 朱定川. 实用临床骨科疾病诊疗学 [M]. 沈阳：沈阳出版社，2020.

[4] 王振兴. 骨科临床常见疾病诊断与手术 [M]. 哈尔滨：黑龙江科学技术出版社，2021.

[5] 朱建民. 实用骨科疾病诊断与治疗实践 [M]. 哈尔滨：黑龙江科学技术出版社，2021.

[6] 卞泗善，张文涛，翟生. 临床骨科常见病诊疗技术 [M]. 北京：科学技术文献出版社，2021.

[7] 王智刚. 临床骨科疾病诊疗精粹 [M]. 长春：吉林科学技术出版社，2019.

[8] 宰庆书. 临床骨科疾病诊治基础与进展 [M]. 昆明：云南科技出版社，2018.

[9] 孟涛. 临床骨科诊疗学 [M]. 天津：天津科学技术出版社，2020.

[10] 周华江. 实用骨科诊疗学 [M]. 天津：天津科学技术出版社，2020.

[11] 张钦明. 临床骨科诊治实践 [M]. 沈阳：沈阳出版社，2020.

[12] 沈尚模. 骨科疾病临床诊疗思维 [M]. 昆明：云南科学技术出版社，2020.

[13] 徐栋. 骨科疾病诊疗与并发症处置方法 [M]. 武汉：湖北科学技术出版社，2018.

[14] 王明亮. 临床骨科疾病诊断与治疗 [M]. 北京：科学技术文献出版社，2018.

[15] 邱冰. 骨与关节运动损伤及康复 [M]. 北京：科学技术文献出版社，2018.

[16] 赵高义.新编骨科学[M].长春：吉林科学技术出版社，2019.

[17] 樊政炎.临床外科与骨科诊疗[M].长春：吉林科学技术出版社，2019.

[18] 海滨.临床骨科手术学[M].长春：吉林科学技术出版社，2019.

[19] 陈国华，舍炜.关节炎基础与临床[M].成都：四川大学出版社，2019.

[20] 魏清柱.骨与关节临床病理学[M].北京：科学出版社，2019.

[21] 马文辉.骨科疾病临床诊疗[M].长春：吉林科学技术出版社，2019.

[22] 房波.实用骨科诊疗精要[M].长春：吉林科学技术出版社，2019.

[23] 吉旭彬.骨科疾病诊治思维[M].北京：科学技术文献出版社，2019.